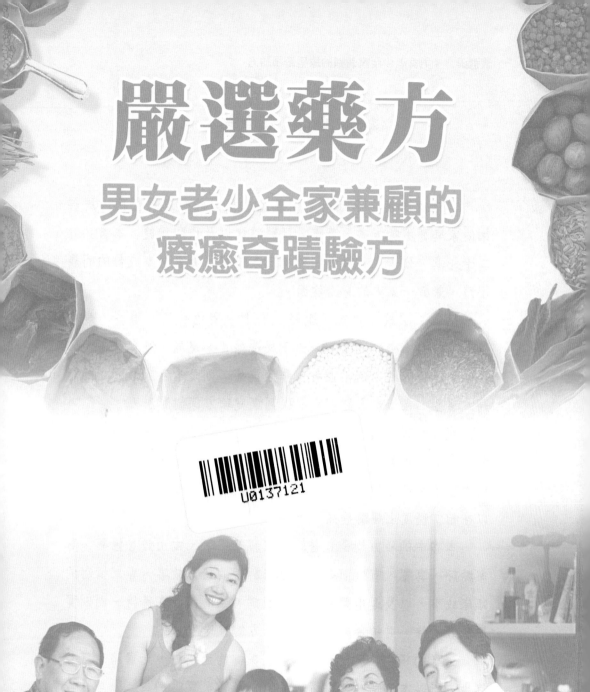

嚴選藥方

男女老少全家兼顧的
療癒奇蹟驗方

U0137121

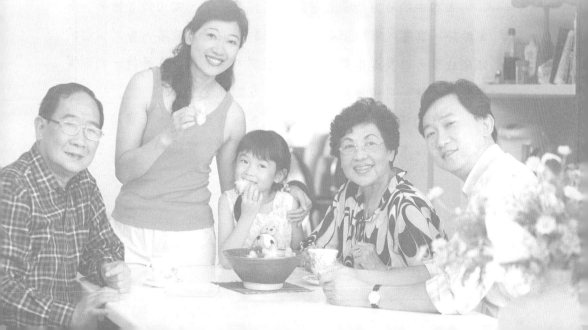

❧ 內容提要 ❧

　　本社健康養生小百科系列叢書將推出的一本更全面、更詳細的家庭實用驗方書。著重於疑難雜症以及預防保健。本書共計二十九章，分老人、男女、幼兒三大項目，涵蓋全家成員的病痛困惑、兼顧一家人的身心健康。

　　例如：皺紋、色斑、脫髮、衰老、膚色黯淡、陽痿，是中年人隱祕的「心頭之患」；孩子反覆感冒、遺尿、厭食、盜汗，操碎了家長的心；延年益壽、防癌抗癌，則是老年人最關心的話題。這些，在這本書裡都可以找到家庭驗方保健辦法。

　　現代醫學技術發達的今天，仍對一些疑難雜症束手無策，比如，褥瘡、斑禿、少白頭、癌症的電療（放療）、化療反應等，而中醫治療往往能展現優勢。書中介紹的家庭驗方治療方法，可以在相當程度上緩解病痛、達到治癒效果。

　　本書中的驗方均是各醫師專家親筆原著，或由讀者推薦、專家點評，真實、有效而安全。讀者訴說的驗方故事、專家撰寫的臨床故事，以及運用體會、誤用教訓，令閱讀者在獲得一則則實用驗方之餘，更領會到中醫辨證用方的哲學思想。

　　這樣的領悟，將使人們在養生保健的過程中少走彎路，獲益終生，所以本書是一部值得珍藏的全家養生寶典。

❧ 卷首語 ❧

　　讀者和網友無不困惑於同一問題：這些方子可信嗎—可別是一般素人瞎編的、文抄公們剪刀漿糊拼湊的、迷信中醫者滑鼠鍵盤點擊出來的？

　　健康不可兒戲，驗方不可亂用。《大眾醫學》編輯部自創刊以來登載的專家親筆撰寫的驗方，來源真實可信、經驗難能可貴。尤其是歷經歲月的沉澱，在安全性和有效性上有著無可比擬的優勢。

　　《大眾醫學》編輯部從這些原著驗方中精選出適合家庭運用的單方、簡方、茶方、食方，以及部分供醫學讀者參考的臨床小驗方。上市後受到讀者熱情支持，以更實用、更生活化的角度，全面、完整地呈現各類驗方。而且是在每一則驗方開篇就寫清具體的製作、使用方式。我們同樣要提醒大家別急於嘗試，一定要花時間讀一讀相關的文字，了解這則驗方的創作背景、作者的使用心得、讀者的運用心得。

　　因為我們認為，相比配方，這些文字是更寶貴的，是驗方運用安全有效的保證。而讀者們也認為，這些內容是他們在眾多同類書中選擇的依據。

　　最後同樣不得不提的是，儘管「治病不求人」、「驗方一帖靈」是無數人的美好願望，但目前對很多疾病還沒有靈丹妙藥也是無法迴避的現實，千萬不要因為太愛好偏方，而偏廢了正規的診斷、治療、千萬不要對驗方寄予不切實際的過高期望，一定要

正確看待和使用驗方。

大眾醫學　編輯部

【註】白酒

白酒是中國特有的一種蒸餾酒。由澱粉或醣質原料製成酒醅或發酵醪經蒸餾而得。又稱燒酒、老白乾、燒刀子等。酒質無色（或微黃）透明，氣味芳香純正，入口綿甜爽淨，酒精含量較高。金門高粱酒亦屬於自然清香白酒，純以高粱釀製，不添加香料或化學原料。

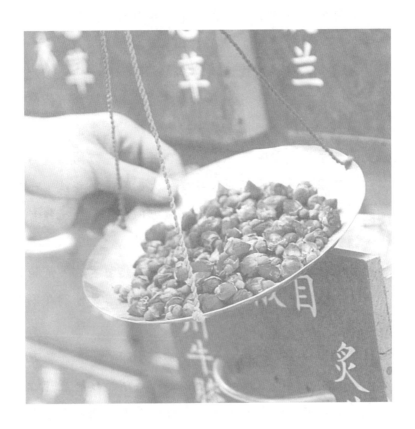

目　錄

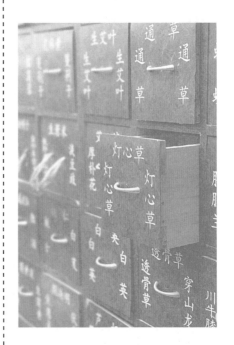

【註】：

1. 放射性治療亦稱放療或電療

2. 「疿腮」：病名。腮部發炎腫脹
   的病，或稱為「耳下腺炎」或
   「腮腺炎」

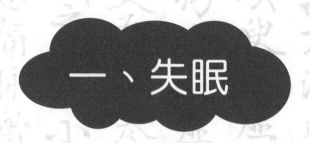

一、失眠

人們可能因各種因素出現短期失眠，這種失眠並不影響日常生活和工作，不應過度治療。如果失眠症狀持續二週以上，且伴有頭暈脹痛、心慌心煩等不適，明顯影響白天的工作、課業和社會活動時，才可以說是疾病的表現，稱為失眠症。

◎ 安神小膏方：玉靈膏
◎ 來自《千金方》：開心散
◎ 知名老中醫推薦：雪蛤油

1.玉靈膏

上海中醫藥大學教授　達美君

【配方】：龍眼肉500克，白糖60克，西洋參5克。
【製法】：共置碗中，放飯鍋上蒸，共蒸5次即可收膏。
【用法】：每天早晚各服1次。
【功效】：補氣養血、益心安神。

源自清代

有關玉靈膏製作的補充說明

　　玉靈膏，是從清代王士雄《隨息居飲食譜》玉靈膏方變化而來。原方僅龍眼肉、白糖兩味。用於氣血不足諸證，尤以失眠為宜。為加強養陰益氣之力，可加入極少量的西洋參。

　　在煮飯時，當鍋內的水剛欲收乾時，放入裝有以上三味食材的小碗，利用煮飯最後階段蒸熟收膏。因為糖遇熱會溶化為水，鍋內也有水蒸氣流入碗中，而且要反覆蒸五次，故一般可以互相溶合為「膏」。此膏與冬令進補的「膏方」略有不同。

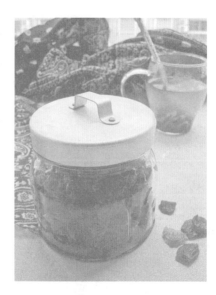

　　當然，一開始即適當加些水也可以。或者在蒸至第三次時，如發現龍眼肉還稍乾，也可加些

開水再蒸。所加的水不要很多，只要糖化開了，龍眼肉看上去較稠厚即可。

膏成後並沒有湯水，不必濾出汁，龍眼肉和西洋參都可分次服下。

本膏適用於氣血不足，尤以貧血為主的失眠病人服用。如消化不良，則宜減少每次服用的劑量，或加服其他健脾助消化的藥品，如歸脾丸、保和丸之類（應以醫師辨證為宜）。本膏糖分較高，故糖尿病病人不能服食。龍眼肉性甘、溫，內熱較重，大便乾結，咽乾口燥，或口腔潰瘍者暫不宜服食。

2.金橘枕 民間方

【配方】：橘子皮。

【用法】：切成絲條，裝入枕頭，睡眠時枕在腦後。

【功效】：疏肝解鬱、安神寧心。

驗方故事

我今年70歲，患有多年失眠。有一次出於好奇，也為了睡覺時氣味芳香、心情愉快些，把曬乾後的橘子皮切成絲條，裝到一個小枕頭裡。睡覺時，我把這個小枕頭放在平時用的大枕頭上，枕在後腦。一個多月後，我發現自己的睡眠品質有些好轉，夜裡起來小便後再入睡也快了很多。後來，我把這個方法告訴其他親戚朋友，他們試了也有同樣感受。

我說不出這其中的道理，只覺得這枕頭經濟、環保又養生，所以把它命名為「金橘保健枕」，現在每天都枕著它。

（孫玉蘭）

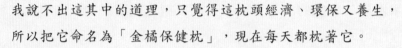

上海中醫藥大學教授　達美君

　　這位讀者自製的「金橘保健枕」，屬於中醫外治法—藥枕法的範疇。所選用的橘皮，是常用中藥，橘皮以廣東省新會縣所產品質上乘，故處方名為廣陳皮、新會皮。（一般市上的橘子吃後曬乾或焙乾即可）。橘皮有陳皮（紅皮）、青皮之分，性味苦、辛、溫，理氣健脾、燥濕化痰，是肺脾二經藥。

　　李時珍指出：「橘皮，苦能泄能燥，辛能散，溫能和，其治百病，總是取其理氣燥濕之功。同補藥則補，同瀉藥則瀉，同升藥則升，同降藥則降。」金代醫學家張元素亦說，橘皮「同杏仁治大腸氣祕，同桃仁治大腸血祕，皆取其通滯也」。

　　金橘保健枕對失眠有效，是基於其疏肝解鬱，緩和緊張之功，而能達到安神寧心目的。考《王氏易簡方》法製青皮古方：以青皮加鹽、炙甘草、茴香加水煮至水乾，慢火焙乾不焦，只取皮密貯。不拘老人幼兒均可於食後嚼服。常服有安神調氣，消食解酒，益脾之功，金橘保健枕治失眠與之有異曲同工之妙。據傳宋仁宗每天食後即嚼食幾片。故橘皮，又一名萬年草、延年草。

　　用於藥枕的橘皮一定要切成極細絲，製作時可加入金銀花、菊花、玫瑰花、燈心草等，使枕頭更加柔軟舒適。一般人群都可使用，沒有特別禁忌，但如有過敏（皮膚起疹，瘙癢）則要停用。凡口舌生瘡，大便乾結，胃腸有實熱結滯者不宜使用。如有

蟲蛀黴變則應立即更換。

3.花生葉湯

浙江省立同德醫院主任醫師　陳永燦

【配方】：鮮花生葉 250克。

【用法】：洗淨，加入清水適量煎煮，睡前服用。若無新鮮的花生葉，用乾葉也行，取乾花生葉30克，研末，睡前吞服。也可取花生的莖尖煎服。取鮮花生莖尖30克，用沸水150CC沖泡，每天睡前一小時服用，一般兩、三日即可見效。

【功效】：名老中醫王翹楚認為，廢棄的花生葉其實是一種安全有效的天然助睡藥。花生葉具有養血寧志的功效，能幫助患者加快入睡，提高睡眠品質。因為花生葉「晝開夜合」的生物特性與人類「日出而作，日落而息」的晝夜作息規律同步，可能含有某種類似人體內「睡眠肽」之類的促睡眠藥物成分。花生葉製劑經過臨床觀察和藥理實驗，結果也證實確有良好的鎮靜安神作用。

延伸閱讀

「廢柴」花生葉治失眠的由來

許良醫師

花生枝葉是農民採收花生時的剩餘廢物，一般均被丟棄或當

作柴火燒掉。長期以來，鮮有人對花生枝葉做過開發利用和研究。

1988年，名老中醫王翹楚教授在對失眠症方藥的研究中，注意到《本草綱目》記載合歡樹葉能順乎自然界陰陽消長規律「晝開夜合」與人體「入夜則寐，入晝則寤」現象同步，故取合歡花、合歡皮入藥，以治療不寐。王老教授受此啟發，憶及幼時在農村曾看到花生葉亦有「晝開夜合」現象，由此及彼，觸類旁通，產生想法並開啟了花生葉治療失眠症的研究。

夜寐晝寤　天人相應

「天人相應」理論是中國古代自然哲學的經典理論，它對人與自然的關係揭示概括得十分精闢、科學，是傳統醫藥理論研究的基礎。《素問·金匱真言論篇第四》和《靈樞·營衛生會篇第十八》，均認為「人與自然同紀」，人體「入夜則寐，入晝則寤」與自然界陰陽消長規律同步。

王老教授組織志同道合者成立專題研究小組，多年來克服重重困難，終於證明人體睡眠與醒寤和花生葉「晝開夜合」現象同步，同氣相求，兩者存在共同物質基礎。以花生枝葉為主藥的失眠症製劑，在臨床上也獲得了可喜的成果。

這些年來，我們跟隨王教授按照藥物法規要求，以藥學研究與臨床實驗密切結合，並臨床研究與實驗研究相結合，開展花生葉治療失眠症臨床療效和有關藥學研究。現已從花生枝葉中提取分離到三個有效單體，制訂了一套檢測手段和方法，為研製落花安神合劑、花丹安神合劑和落花生枝葉生藥材品質控制標準建立了一套檢測指標，研究成果獲得中國政府科技進步成果獎。

目前，落花安神合劑已臨床應用二十餘年、七萬餘病例次：花丹安神合劑（現代中藥複方製劑）Ⅲ期臨床研究也已結束。事實證明，花生葉製劑治失眠確有較好療效，無明顯副作用。

　　更有意思的是，新藥的研製和開發還帶動了藥廠的生產發展，增加了花生枝葉產地農民的收入，成了「科技興農」的好典範。

落花生葉治失眠方

　　配方：落花生葉（豆科植物落花生的地上1/3莖葉部分）

　　臨床用法：取乾的花生枝葉15～30克煎湯，臨睡前服用10～20CC

　　主治：各種失眠症。

4.交泰膏

浙江省立同德醫院主任醫師　陳永燦

【配方】：黃連30克，肉桂30克。
【製法】：把黃連和肉桂洗淨，曬乾，共研為細末，加蜂蜜適量加工成外用膏，備用。
【用法】：每次使用時，把交泰膏敷於雙腳足心湧泉穴處，再用紗布、膠布固定，一般

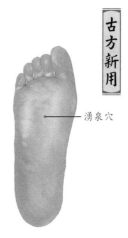

湧泉穴

古方新用

兩三天換藥1次，連敷10次為一個療程。

【功效】：聯絡心腎、安寧心神。

作者經驗

　　同鄉周先生，年屆四十，從事銀行會計工作，近年來身體發福。自訴工作壓力很大，晚上總是睡不好，白天困倦，心煩憂慮，腰背痠痛，下肢不溫，時常伴有口腔潰瘍。中西藥物都用過，還吃過不少補藥，但失眠狀況未見明顯改善。

　　察其舌，尖紅苔少、根部苔膩，脈細略數（快），此為腎陽不足，心火上炎，而成心腎不交之勢。遂仿古方交泰丸，但不用煎服，僅作外敷足心即可。膏中黃連清瀉心火，以治偏亢的心陽，肉桂溫補下元，以扶不足的腎陽，兩藥相輔相成，以聯絡心腎。

　　另外，足心敷膏，藥性向下，有助排除雜念，安寧心神。周先生用此偏方外敷一個月，睡眠居然變得正常了。

5.開心散

來自《千金方》

上海中醫藥大學附屬岳陽中西醫結合醫院主任醫師、教授　趙章忠

【配方】：遠志、人參各15克，茯苓50克，石菖蒲30克。

【用法】：共研末，每天服2次，每次服6克。

【功效】：安神益智，善治失眠健忘。本方來自《千金方》，主藥與下文中的菖蒲遠志酒相同，但適應人群更廣、副作用更少，值得推薦。

6.忘憂骨頭湯

上海中醫文獻館門診部中醫內科主任醫師　施明

【配方】：金針花、黑木耳各適量，加肉骨頭250～500克。

【用法】：加適量薑、蔥、酒，煮湯。

【功效】：金針花又名忘憂草，其晝開夜合的特性能順應人日出而作、日落而息的生活作息規律，現代研究也證實有良好的鎮靜安眠功效。

7.合歡當歸粥

浙江省杭州市解放軍第117醫院　何永生醫師

【配料】：合歡花、當歸各15克，紅棗10枚，米100克，白糖少量。

【用法】：將合歡花、當歸加水煎取藥汁，去渣，再加米、紅棗煮粥，熟後加入少量白糖調勻，即可食用，分2次，1日服完。可經常服用。

【功效】：養血安神。

8.百合龍眼粥

中國中醫科學院西苑醫院老年醫學研究所研究員　張國璽

【配方】：百合、枸杞、龍眼肉各10克，紅棗5枚，與米100克。

【用法】：同煮成粥，早晚食用

【功效】：滋補肝腎、養血安神。適合失眠健忘、食欲不振、倦怠乏力、大便稀溏者。

9.菖蒲遠志酒 民間方

【配方】：石菖蒲、遠志各200克，酒適量。

【用法】：上料泡酒一月。每晚飯後服用藥酒20～30CC。

【功效】：安心神、益心智。

驗方故事

　　我讀高二時，晚上偶爾失眠，但並沒在意。沒過多久，失眠變得頻繁起來，弄得我晚上心煩意亂、輾轉反側；白天頭昏腦脹、渾身疲軟，上課時注意力難以集中，記憶力大不如前，學業成績也明顯下滑。我到藥房去買了兩瓶補腦的保健品，可是服完後絲毫未見好轉。後來，又四處去醫院求醫，用了不少藥，也無濟於事。我非常失望，只好眼睜睜看著自己身心狀況一天天變差。

　　那年暑假回家，我把失眠的苦惱告訴了母親。母親聽了我的敘述後，馬上去找來石菖蒲、遠志各200克，用適量的酒泡在一個陶罐裡。一個月後，母親讓我每晚飯後服用藥酒20～30CC。大約半個月後，我的睡眠漸趨正常，精力也逐步得到了恢復。由於很有效用，我持續服用此藥酒一年多，睡眠良好，精力充沛，

　　後來順利地考上了大學。之後母親告訴我，該藥方來自於她老師的一句話：「菖蒲遠志泡酒服，學堂讀書賽過人。」

（鄭罕蚰）

專家評方

上海中醫藥大學岳陽醫院主任醫師　趙章忠

　　鄭先生介紹的藥酒方中的石菖蒲，是一味「聰耳目、益心智」的常用中藥，有開竅豁痰、理氣活血、散風祛濕等功能，與他藥配伍可治煩悶、耳聾、健忘、癲癇、痰厥、熱病神昏等，其鎮靜、解驚等作用已為動物實驗所證實。

　　方中的遠志，也是一味安神益智、祛痰解鬱的常用中藥，

《本草綱目》強調其「功專於強志益精，治善忘」，是歷來皆被主用以治健忘、心悸、多夢、失眠等症的藥材。酒有通血脈、行藥勢之功，故石菖蒲、遠志相配浸酒，其安心神、益心智之功能藉酒力而得以充分發揮，最終使失眠患者睡眠安好、耳聰目明。

石菖蒲、遠志泡酒服雖能安神益智，但並不是說僅此一方就能盡癒所有神經衰弱。

中醫認為，本病有心脾兩虛、心腎不交、心營不足等多種病機，而此藥酒只適用於頭身睏重、舌胖苔膩的痰濕內盛者，若小便短赤、舌紅苔少、口乾咽燥的陰虛火旺者還當禁忌。

另外，石菖蒲、遠志泡酒之劑型尚有諸多缺點，比如許多消化系統和泌尿系統疾病患者均不宜飲酒。青壯年少量飲酒或許有利於循環及代謝，而少年學童每日飲酒則恐利少弊多。

10.白芥子耳穴貼

雲南省西雙版納州傣醫醫院　胡建波醫師

【配方】：白芥子。

【用法】：取穴神門、交感、心、脾、皮質下、內分泌、枕。用75%酒精棉消毒耳廓，將白芥子貼於剪成0.4公分×0.4公分大小

的小膠布塊中央。然後用探棒按壓所取穴位，找到最敏感點，再將白芥子膠布貼於該點按壓，刺激強度以感痠脹、發熱能耐受為準。每日按壓3～5次，睡前30分鐘必須按壓1次。每次貼一側耳穴，兩耳隔日交替進行，10次為1療程。無效者，休息3天後再行第2療程。

【功效】：安神定志，促進睡眠。

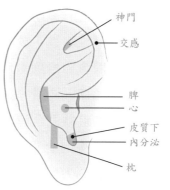

耳穴：神門、交感、心、脾、皮質下、內分泌、枕

延伸閱讀

雪蛤油醫好我的神經衰弱症

夜不能安寢，又發生精神恍惚、失眠和健忘等症。經多方醫救，未獲顯著的療效，遷延至兩年之久，嚴重到不能稍用腦力的程度。

我在休養期中，到中藥舖內選購補藥，從參閱一切補藥的仿單（說明書）中發現，雪蛤的仿單上有「常服有人參之功」和「煎法」及「服法」的說明，就決定先作雪蛤仿單的試服。因此購買了雪蛤四兩，每日早晨取五錢，加入適量的冰糖和水，盛在瓦罐或鎮鐵缸內，緩火煎熟當早餐服用，由冰糖改變它微具的腥氣，味甘可口，服後身體感到舒暢。服完了四兩，又服四兩，也未起絲毫副作用。在服完雪蛤並休息兩星期後，病情大為好轉，於是就改作半日休息，開始恢復我的日常工作。

特別提醒

情緒舒暢、作息規律、適當進行體能訓練、睡前不喝興奮性飲料等良好的生活習慣，對好的睡眠都至關重要。

我停服雪蛤一星期後，又感覺神
經系統的疲勞性增進，於是就繼續服
用雪蛤。在服食雪蛤到兩斤後，我的
神經衰弱性頭痛、眩暈、失眠、精神
恍惚等嚴重的症狀完全消失而獲得痊
癒。我從雪蛤得到治癒神經衰弱症的
經驗後，每遇腦力過度勞累或神經衰

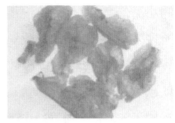

雪蛤油為紅蛙科動物雪蛤（哈蟆）的
乾燥輸卵管，為脂肪狀物質，極富吸
水性，置於水中，則顯著膨大。

弱致患頭痛、眩暈等症的病人，就推薦此方。病人的反映大都説
雪蛤的治療成效良好。

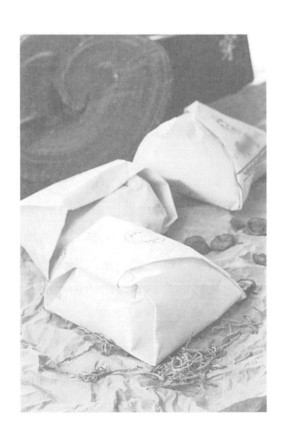

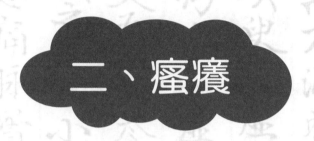

二、瘙癢

　　皮膚瘙癢有全身性瘙癢和局限性瘙癢。老年性瘙癢主要是全身性的，皮膚瘙癢最初僅局限於一處，以後逐漸擴展到身體大部或全身，一般沒有原發皮疹。發病原因主要是老年人皮脂腺及汗腺分泌功能減退，引起皮膚乾燥瘙癢，冬季寒冷則會誘發和加重。

◎ 中醫不主張一味止癢，而提倡「由內養外」。
◎ 補五臟六腑之真陰，以潤養肌膚。

1.潤膚桃仁粥

上海中醫藥大學附屬龍華醫院皮膚科，主任醫師　李詠梅

【配方】：桃仁10克（去皮），白米50克，紅糖少許。

【用法】：將桃仁、白米洗淨入鍋，加適量水煮至米爛成粥，加入紅糖少許調味，早餐溫熱服食。

【功效】：具有活血潤膚通便之效，適用於老年皮膚瘙癢症伴便祕者。

2.「抓癢耙」荊芥包 民間方

【配方】：荊芥50克。

【用法】：搓為末，裝入布袋紮緊，用布袋在癢的部位摩擦。

【功效】：祛風止癢。對皮膚瘙癢有一定的緩解作用。患冬季皮膚瘙癢的老人可以短期試用。

驗方故事

　　冬季老年人皮膚容易乾燥，此因缺乏滋潤容易遭遇到瘙癢的痛苦，尤其到晚上睡後皮膚乾燥刺痛，大片瘙癢部位一直抓，使人難以入睡。

我以前每年到了冬天，皮膚乾燥，沒有油質，全身發癢，癢到哪裡抓到哪裡，非要抓出血，痛極難忍才甘休。有一次，我突然想起在哪裡看到過中藥「荊芥」有止癢的藥效，對不論任何種類型蕁麻疹及瘙癢症均可治療，產生止癢療效。

　　方法：從中藥店購買「荊芥」50克，將它粗搓為末，裝入自製布袋紮緊，用布袋在癢的部位摩擦，癢了再擦，藥末使皮膚潤滑而止癢。這種方法簡便又省錢，我現在每年冬天都用它，效果顯著，勝過「抓癢耙」。　　　　　（陳馥芬）

專家評方

上海中醫藥大學附屬岳陽中西醫結合醫院皮膚科主任醫師李斌

　　讀者驗方中具有解表祛風作用的荊芥，性味辛、微溫，歸肺、肝經，可用於風疹、癢疹，對於風寒型的瘙癢症具有較好療效。現代藥理證明該藥具有促使皮膚血液循環加強，並有一定程度抗發炎作用，外用對皮膚瘙癢有一定的緩解作用。因此，患冬季皮膚瘙癢的老人可以試用。但老年性瘙癢症雖然是一個皮膚疾病，卻與人體五臟六腑的功能變化密切相關，僅僅用藥物外用治療，大多數臨床病例是不能得到持久性控制的。

　　中醫學認為本病的發生主要是由於老年人肝腎陰虧，真陰難復，不能滋潤肌膚，而致陰血虧虛生風，風性善行而數變，表現出症狀為瘙癢。

　　治療上強調補腎養陰、活血祛風的藥物，如生地、熟地、何首烏、龜板、當歸、山萸肉、黃精、烏梅、荊芥、防風、烏梢

蛇、五味子等內服。

　　這裡尤其要提醒讀者的是，老年性瘙癢症如拖延日久，會發展成為神經功能障礙性皮膚病。彼時，每當情緒波動、氣溫變化、使用鹼性過強的肥皂、飲酒之後、進食辛辣食物、洗浴、衣被摩擦等，都會表現為瘙癢劇烈。每次可持續數小時，尤以夜間為甚，常至抓破出血，感覺疼痛才癢止。時間長了，則會出現色素性改變、皮膚肥厚、苔蘚化、皸裂等皮膚損害。所以，患者不要依賴外用方、甚至採用熱水燙洗等方法以圖一時止癢，還是宜透過望、聞、問、切辨證後，在滋陰養血的基礎上，配合祛風、清熱、祛濕等方法內服中藥。透過扶正祛邪，調整身體的陰陽平衡，為身體肌膚「加油」、「補水」，達到「由內養外，遠離瘙癢」的目的。

3.飲茶「加油」方

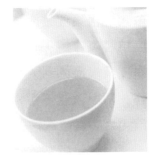

上海中醫藥大學附屬岳陽中西醫結合醫院
皮膚科主任醫師　李斌

【配方】：金銀花3克，麥門冬3克，枸杞3克，甘草2克。

【用法】：泡茶飲用。

【功效】：清熱養陰潤燥，幫助老年性瘙癢症患者由內養外、遠離瘙癢。

4.煮粥「補水」方

李斌　醫師

【配方】：黃耆30克，生薏仁50克，百合10克，紅棗7枚。

【用法】：共煮粥。

【功效】：益氣養陰化濕，幫助老年性瘙癢症患者由內養外、遠離瘙癢。

5.養血肉圓

復旦大學附屬中山醫院皮膚科副主任醫師　吳惠琍

【配方】：黑芝麻50克，豬肉400克，山藥粉50克，雞蛋3個，白糖200克，精鹽、玉米油各適量。

【製法】：將豬肉洗淨，煮熟後，切成肉丁。將雞蛋打勻，加入山藥粉、精鹽、澱粉，加水調和均勻成糊狀，待用。將肉丁裝入碗中，加入調勻後的蛋糊上漿，捏成肉圓，待用。以小火將玉米油燒至八成熟時，用筷子將肉圓逐個放入油鍋煎炸至色黃，撈出、瀝油。鍋內加入少量清水及白糖，熬成糖汁，放入炸熟的肉圓，離火，撒入芝麻，待涼即可。

【服法】：每週1～2次，連服1～2月。

【功效】：滋補陰血，調理肝腎。適用於肝腎陰虛所致老年性皮膚乾燥瘙癢，兼有頭暈目眩、腰膝痠軟、大便乾結等症者。

6.散寒止癢湯

上海中醫藥大學附屬岳陽中西醫結合醫院主任醫師、教授　趙章忠

【配方】：麻黃5克，桂枝6克，荊芥10克，防風10克，蟬蛻10克，烏梢蛇10克。

【用法】：煎湯口服，一日兩次。

【功效】：疏風散寒，適用於中老年人逢冬皮膚瘙癢者。形寒肢冷者可加附子10克、黃耆30克；皮膚乾燥嚴重者可加生地15克、當歸10克、川芎10克。

7.麥飯石浴

李斌　醫師

【配方】：麥飯石500克。

【用法】：在3000CC水中煮半小時後，進行藥浴，水溫在24～30℃為宜，時間約20分鐘，每週兩次。

【功效】：止癢。各類皮膚瘙癢在病因明確、對症治療的同時，可做輔助治療。

麥飯石

麥飯石在一些大型超市或中藥店中均可購買。麥飯石是產於山谷溪水中的斑狀豆礫石，因其外觀頗似大麥米飯糰而得名。其含近20種礦物質及微量元素，可吸附除去皮膚表面的汙物，軟化皮膚，補充皮膚的營養，明顯減輕各種原因引起的瘙癢症狀。我國古人早已發現該石可以治療「皮膚病、腫脹、皮疥、皮外傷等」，尤其是用它作為藥浴時的藥物，沐浴後可使瘙癢明顯減輕。

＊麥飯石茶還能治白髮，可參見本書「少白頭」章節。

8.苦參百花浴

上海中醫藥大學附屬龍華醫院主任醫師　李詠梅

【配方】：苦參、地膚子、蛇床子、百部、防風、野菊花各20克。

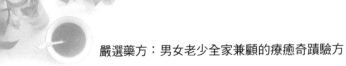
【用法】：加水2000～3000CC，煎後薰洗。

【功效】：燥濕、袪風、止癢。

延伸閱讀

什麼情況下「老年瘙癢」該去醫院

復旦大學附屬中山醫院皮膚科副主任醫師　吳惠琍

　　雖然大多數老年瘙癢者沒有原發皮疹，也沒有相關全身疾病，但大家必須知道某些內部疾病也會引起瘙癢。比如肝膽疾病、尿毒症等都會有全身難以忍受的瘙癢，糖尿病患者也常見局部或全身的瘙癢。此外，蕁麻疹、虱病及疥瘡等也可能出現全身皮膚瘙癢，要注意鑑別。

　　因此，當「老年瘙癢」症狀嚴重、自療效果差時，要到醫院診治，及時查明病因。切記不要濫用含類固醇藥劑，以免掩蓋和加重病情。

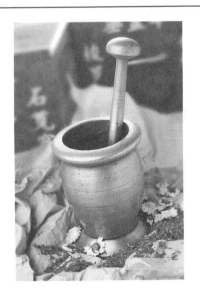

三、多汗

不因活動、天氣過熱而汗出，動則益甚，稱為自汗，多由陽氣虛衰，表衛不固而致；睡後汗出、醒後汗止，稱為盜汗，多由陰虛，陰不斂陽，汗隨陽泄而致。中藥常以調和陰陽營衛，通利腠理開闔而斂汗。

◎ 最簡易的止汗藥——浮小麥（一般小麥也可以）

◎ 最安全的止汗法——臍療

◎ 盜汗吃保健品為什麼不管用

1.牡蠣湯

上海市中醫醫院主任醫師、教授　孟仲法

【配方】：牡蠣肉50克。

【用法】：煎湯，調味，飲湯食肉。每日1劑，分早晚2次食用，連續5～7天。

【功效】：適於陰虛而見煩熱、盜汗、心神不安者，形寒、納呆者不宜多食。

2.燕窩銀耳羹

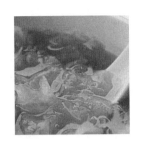

【配方】：燕窩3克，銀耳10克。

【用法】：溫水泡發，洗淨，加適量冰糖，隔水共燉酥。每日或隔日1劑，時時服食。

【功效】：適於陰虛潮熱、乾咳、盜汗者，形寒、肢冷、納呆、便溏者不宜服食。

3.糯稻根茶

上海中醫藥大學附屬曙光醫院中醫科主任醫師、教授　余小萍

【配方】：糯稻根30～60克。
【用法】：煎水代茶飲，每日一劑。
【功效】：治療因脾胃功能失司所致的盜汗。

中醫把睡中汗出，醒來自止者稱為盜汗。盜汗者多陰虛火旺，故治也多以苦寒泄火、滋陰斂汗為主。不過，也有人的盜汗是因脾胃功能失司所致，常伴胃脹、口膩、大便溏爛。這時應以養胃健脾，清退虛熱為主，不能一味滋陰泄火。有生津健脾作用的糯稻根性平味甘，對這種盜汗症最為合適。如果需服其他中藥，可以用糯稻根煎湯去渣後的湯水來煎煮其他中藥，也能有較好的效果。

> **讀者提問**
>
> 我經常盜汗，聽說盜汗是陰虛所致，就吃了很多滋陰的保健品，卻不管用，怎麼辦？　　（熊莉莉）

4.麥棗湯

上海中醫藥大學教授　朱邦賢

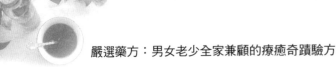

【配方】：浮小麥50克（一般小麥也可），棗子15克。

【用法】：煎湯飲服，每日1劑，連飲至病癒為準。

【功效】：適於氣陰兩虛，見有少氣乏力、納少、五心煩熱、口渴、自汗、盜汗者，便溏者不宜多飲。

5.鮮桑椹

孟仲法　醫師

【配方】：鮮桑椹150克。

【用法】：每日分2～3次嚼食，連食3天至數週。

【功效】：適於陰虛內熱，見口渴喜飲、大便乾結、盜汗者。形寒、便溏者不宜多食。

6.五倍子填臍方

廣西壯族自治區北海市合浦衛生學校　葛志彰醫師

【配方】：五倍子、枯礬各等分，米醋適量。

【用法】：上藥為末，以米醋調勻為丸如花生米大，填臍中（神

關穴），用膠布固定。每晚
睡前填入，晨起去之。另換
再如上法進行，連用2～5
天。

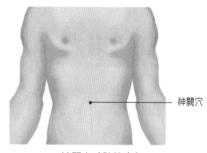

神闕穴

神闕穴（肚臍中）

【功效】：該法能使有收斂
作用的藥物直接被神闕穴
（即肚臍，又名臍中）吸收，
以溫養元氣、固攝止汗。適用於自汗症。

【注意】：如有過敏反應立即停用。

＊也有用白酒調和的作法。

7.麥門冬茶

上海中醫藥大學附屬岳陽中西醫結合醫院中醫內科主任醫師、教
授　茅曉

【配方】：麥門冬30克，大生地30克。

【用法】：煎湯代茶。

【功效】：養陰潤肺，清心除煩，益胃生津，屬養陰常用藥茶。
可防止潮熱、盜汗、眩暈、失眠、遺精等病證的發生。

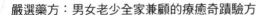

8.黃耆紅棗湯

上海中醫藥大學附屬岳陽中西醫結合醫院主任醫師、教授　趙章忠

【配方】：黃耆30克，紅棗15克。

【用法】：水煎45分鐘，食棗飲湯。每日1劑，連服1～2週，或時時飲服。

【功效】：適於疲勞衰弱，或更兼自汗、盜汗、面色無華、面肢浮腫等氣血兩虛者。若濕熱內盛、肝火上炎出現口渴、口苦、目赤、尿黃者，則不宜飲服。

9.五味子敷臍方

華中同濟醫院主任醫師　杜光

【配方】：五味子、五倍子各100克。

【用法】：共研粉末，過篩，加白酒適量調勻，敷於臍中，用熱水袋加溫，每24小時換藥1次。

【主治】：自汗、盜汗，汗止停藥。

10.豆麥煎

上海市中醫文獻館副主任醫師　嚴勤華

【配方】：黑大豆30克，浮小麥30克，烏梅9克。
【用法】：加水3碗，煎至1碗，溫服。每日一劑，煎2次。
【主治】：自汗、盜汗。

作者經驗

凡係稍微活動即大汗出者，可再加黃耆30克；面熱升火者，加地骨皮15克；胃酸過多者，去烏梅，加煅龍骨30克。

延伸閱讀

民間所說的「脫影病」是什麼？

上海中醫藥大學教授　朱邦賢

所謂「脫影病」並不是醫學上的正式說法。「脫影病」之稱，是對汗出過多、彷彿人影拓印在被褥上的一種形象稱呼。據來信所詢問的情況來看，由於是在睡醒起床後才發現的，故稱「盜汗」或「寢汗」更合適。

讀者提問
我每天起床時，發現床板、墊被都是濕的，其面積和我身體差不多，有人說，這是「脫影病」，請問這是什麼病，應怎樣治療？　（王昌和）

　　盜汗，大多屬陰虛內熱、心液（中醫學認為汗屬心液）不能斂藏。所以，治療常以養陰清熱為主。一般來説，盜汗有口乾、煩熱、潮紅等陰虛表現者，可用「益陰湯」（地黃、山萸肉、丹皮、白芍、麥冬、五味子、山藥、澤瀉、地骨皮、蓮子、燈心草）治療；除上述症狀外兼有低熱、顴紅、咽痛等陰虧火旺症狀者，可選用「當歸大黃湯」（當歸、黃耆、生地、熟地、黃芩、黃連、黃柏）治療。如果汗出不止者，還可用生龍骨、煆灶蠣、糯米等量，研成細末外撲；也可取五倍子研成粉末，用醋調成小餅狀敷在肚臍處，均可收到止汗功效。民間還常用浮小麥9克、糯稻根、瘴桃乾各30克，紅棗10枚，用水煎服，也具有療效，不妨一試。

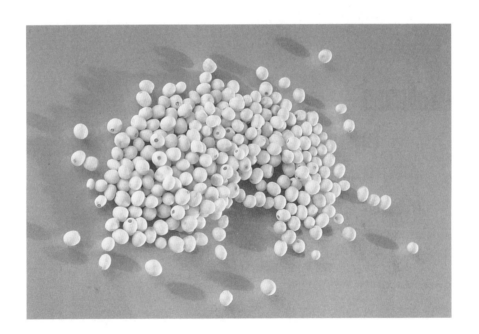

四、畏寒

不少人尤其是老年人有手腳冰涼的問題，到了冬季更是雪上加霜。這是由於氣溫降低，肢體末梢部分血液循環不暢的緣故。冬季做好「暖身、暖手足」功課，不僅能預防凍傷、凍瘡，更重要的是可減少中風、心肌梗塞、慢阻肺等疾病的發生。

◎ 品茗：禦寒健身酒
◎ 足療：花椒暖足浴
◎ 經典：當歸羊肉湯

1.禦寒健身酒

安微中醫學院教授　巴坤傑

【配方】：黃精20克，枸杞20克，鹿角霜15克。

【用法】：將三味藥洗淨晾乾，用上等白酒500CC浸泡半月後飲用，每日晚飯前飲上1杯，約25CC，或依酒量適度調整。

【功效】：健神抗寒，飲後會有全身溫暖、精神健旺的感覺。黃精潤肺滋陰，補脾益氣；枸杞滋補肝腎，明目潤肺。二味藥性俱甘平，陰陽兩補，為久服滋補佳品，價亦不貴。對腰痠足軟，頭昏眼花，食欲不振等有良好效果，為老人冬季健身補養的理想藥食兩用品。鹿角霜能振奮陽氣，入冬後感覺膚涼背冷、體弱神衰者尤為適用。

2.韭菜粥

揚州大學旅遊烹飪學院　章海風

【配方】：韭菜50克，白米100克。

【用法】：煮粥食用。

【功效】：韭菜為溫暖五臟的食品，適於寒性怕冷、腎陽虛弱

者。婦女經期、產後腹部虛寒者，也可以適當補充。

小知識

　　韭菜營養價值很高。每100克可食用部分，含蛋白質2～2.8克，脂肪0.2～0.5克，碳水化合物2.4～6克，還有大量胡蘿蔔素、維生素B$_2$等，保證了它的「暖身」效果。韭菜含揮發性硫化丙烯，有辛辣味，能促進食欲。家常烹飪韭菜時，將蝦仁、雞蛋、豬肝、羊腎分別和韭菜烹炒，都可以增強其功效。

3.鹿茸枸杞燉鵪鶉

中國烹飪大師國家級評委　錢以斌

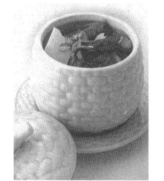

【原料】：鵪鶉200克，鹿茸3片，枸杞2克，新鮮菌菇（百靈菇）50克，薑2片，黃酒3CC，高湯、菌王粉、雞粉、精鹽等各適量。

【製法】：鵪鶉切塊汆水，與新鮮菌菇一起洗淨後放入盅內。中草藥洗淨，與薑片、菌王粉、雞粉、黃酒、高湯注入盅內。將食用玻璃紙包住盅內，橡皮筋紮緊，入蒸籠燉2小時後，加適量精鹽調味即成。

【功效】：鵪鶉富含蛋白質、卵磷脂，有補益五臟、強壯筋骨、

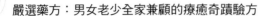

止泄痢、消腑積、養肝清肺之功效。鹿茸性溫，味甘微鹹，有壯腎陽、益精血、強筋骨、調沖任、托瘡毒之功效，含有多種胺基酸、三磷酸腺苷、膽甾醇、雌酮、脂溶性維生素、卵磷脂、腦磷脂等，可促進人體生長發育、壯陽，可增強人體免疫功能。枸杞有平補肝腎、滋陰明目的作用。百靈菇為著名野生食用菌，有「素鮑魚」之稱，性溫味甘，有養胃、滋陰、保健功效。上述四味合用，共奏滋陰補陽、強壯筋骨、清肺養肝、健脾消積之功效。

【適宜人群】：心胃暴痛冷痛、筋骨酸軟乏力，以及腎陽虛所致陽痿滑精、腰背痠痛、精少精冷、婦女宮冷不孕、宮寒崩漏等，皆可食用。

> **小叮嚀**
>
> 鹿茸易助火動血，故宜以小量。有熱病、出血、外感熱邪者均忌用。

4.花椒暖足浴

江蘇省鹽城市中醫院主任醫師　正旗

【配方】：花椒50克。

【用法】：加水煮開後，用花椒水泡腳。持續約半小時，泡腳同時用左手掌按摩右足心的湧泉穴，用右手掌按摩左足心的湧泉穴各100次。

【功效】：引熱下行，壯體強身。

作者經驗

　　這是經名醫親身驗證的強身健體法，特別適合手足冰冷、夜間難以入睡的朋友。不用花椒的話，僅足浴也可。即經常以熱水洗腳。將雙腳慢慢放入50℃左右的熱水中，用手在腳及腳心按順序輕輕搓揉，待水變涼時，用乾毛巾擦乾雙足。持續足摩，經常按摩腿及足心湧泉穴，能促進局部血液循環。此外，最簡便易行的暖足方法是步行，「百動走為先」，行走、跑、跳除有益於心血管、神經系統外，足腿受益更大。

5.海馬枸杞燉公雞

錢以斌　醫師

【原料】：海馬1隻，枸杞2克，公雞肉200克，薑2片，黃酒3CC，清雞湯、雞粉、精鹽等各適量。

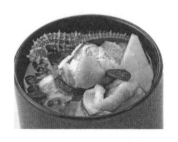

【製法】：公雞肉切塊氽水洗淨後，與洗好的藥材、薑、黃酒、雞粉、清雞湯注入盅內。將食用玻璃紙包住盅內，橡皮筋紮緊，入蒸籠燉2小時後，加適量精鹽調味即成。

【功效】：海馬營養價值高，可與人參相媲美，有「北方人參，南方海馬」之稱，性溫味甘、鹹，有溫腎壯陽、活血散結消腫之

功效。枸杞性甘、平，有滋補肝腎、養肝明目之功效。公雞民間有「逢九一隻雞，來年好身體」一說。

中醫學認為，雄雞，其性屬陽，有補精填髓、溫補五臟、補益虛損之功效。三者合用，營養豐富，有補益肝、脾、腎，活血散結消腫之功效。

【適宜人群】：尤適於腎虛陽痿、遺精、喘咳、尿頻、耳聾耳鳴、視物昏花、畏寒怕冷之人。此外，對脾胃陽虛引起的脘痛、泄瀉、肢冷、產後乳少等症者也有調補作用。

6.當歸羊肉湯

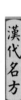

重慶醫科大學附屬第一醫院教授　馬有度

【配方】：當歸15克、生薑30克、羊肉500克。

【作法】：先將洗淨的羊肉切成小塊，用熱水加酒燙去羊膻味。將生薑切片，與羊肉、當歸、適量花椒和食鹽，一起放在鍋裡。加水後先用大火煮開，再用小火煨燉到羊肉酥軟為準。起鍋時，撒上一些蔥花，一鍋鮮香的藥膳即可上桌了。

【功效】：此藥膳既能溫補陽氣，又能

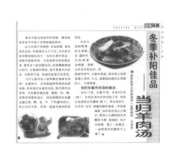

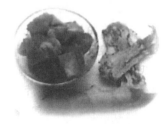

滋補陰血,是冬季食補的妙品,對營養
不良、體虛貧血者尤其適宜。

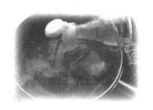

【方解】:著名中醫沈仲圭早年體弱,
據說是靠進食羊肉粥才變得強健起來。
這羊肉粥只有食物,未加藥物,雖有食
養功效,畢竟溫補之力不足。漢代醫聖張仲景創製的名方「當歸
生薑羊肉湯」,則既有食物羊肉,又有食物中的藥物生薑,更有
專門的藥物當歸。此方流傳至今,深入人心。

　　為什麼醫中聖人張仲景會青睞羊肉呢?這是因為羊肉是溫熱
性質的肉類食物,具有溫中補虛的功
效。現代研究也證實,羊肉富含蛋白
質、脂肪、鈣、磷、鐵等多種營養成
分,特別是脂肪的含量遠超過雞、鴨、
魚、牛,產熱量特別大。所以古往今來,羊肉一直是冬季的補陽
佳品。

> **特別提醒**
> 血脂指數超過正常值的
> 人,不宜常食。

　　羊肉與溫陽散寒的生薑配合,溫補的功效就更加明顯;再配
以補血專藥當歸,則既能補陽氣,又能補陰血,其補養之功更是
錦上添花。

延伸閱讀

老人保暖,安全過冬

李林　醫師

　　冬季氣候寒冷,人體的新陳代謝也處於相對緩慢的狀態。老
人隨著年齡的增加,各臟器功能日趨衰退,體溫調節能力與耐寒
能力也在逐步下降,容易誘發心血管、肺部等疾病。因此,老人

平安過冬的首要條件是保暖。具體地說，要注意以下幾方面。

1.鼻部保暖：冬天，老年人的鼻黏膜血管中的血流速度減慢，導致鼻黏膜對各種病菌的黏附作用和對冷空氣的加溫作用減弱，若不當心，容易感冒或染上其他疾病。因此，老年人冬天外出最好戴上口罩和帽子（呢帽或絨線帽），在家每天按摩鼻部數次，以增加鼻部的血液循環。

2.腹部保暖：在冬天，老人應該隨外界氣溫的變化及時增減衣服。身體要保暖，尤其是腹部不能受涼，避免出現腸胃消化不良。衣服宜選用輕、柔軟、膨鬆、保暖性強的材料，如羊毛、絲棉、羽絨、新棉花等。不宜穿化纖類服裝，特別是化纖內衣，因為化纖內衣料易刺激皮膚，引起皮膚瘙癢。

3.背部保暖：老人背部若保暖不好，風寒之邪易透過背部經脈侵入人體，損傷陽氣，使陰陽平衡受到破壞，人體免疫功能下降，抗病能力減弱，易誘發疾病或舊病復發。所以，冬天老人可在棉衣內加穿一件貼身的棉背心或毛背心，以增強背部保暖。

4.足底保暖：俗話說：「寒從腳下起」。腳遠離心臟，血液供應不足，保溫性能較差。腳一旦受涼，可透過神經反射，引起血管收縮，血流量減少，機體抗病能力下降，容易得病。因此，冬天老人的鞋襪要保持溫暖乾燥，要經常洗曬。平時要經常散

讀者提問

我母親今年75歲，身體狀況良好，但有時受點涼就會拉肚子，最多一天3～4次，有時還會出現咳嗽、流鼻涕，讓我們做兒女的十分擔心。為了讓她安全過冬，請問專家，老人在寒冬應該如何保暖？

（黃之琳）

步，以促進足部血液循環。臨睡前最好用溫熱水洗腳，以舒適為宜，然後再按摩腳心10分鐘。

5.居室保暖：冬天老年人的居室內必須有取暖設備，使室內溫度保持在18～24℃，濕度保持在40%～50%，以避免寒邪侵擾，同時注意定時通風換氣，一般每次通風30分鐘，夜間睡眠若感到冷可使用電熱毯或熱水袋。

閱讀提示：關於藥方使用

Q：這些方子真簡單，我一看配方就想試試。可是前後左右還有很多內容，囉哩囉嗦一大堆，可以不看嗎？

A：不可以。「囉哩囉嗦一大堆」的，是作者的經驗之談、讀者的運用回饋、編者的安全提示，是這些方子的獨到之處，也是本書的精華所在。如果只對配方、用法感興趣，而無視前人的親身體會和心得經驗，則無異於買櫝還珠。為了使用更安全、更有效，請看完該方的所有相關文字後，再動手。

Q：既然這些方子均為名家所著，藥物也安全，一定沒有副作用吧？

A：不能這麼說。是藥三分毒，中醫還講究辨證論治。我們在書中反覆強調食療藥膳也應辨證，並儘量提供相關證型的鑒別提示，但完全缺乏中醫基礎的讀者可能還會感到困難。如果你不能分辨自己所患證型，不能確定自己是否適用某方，請去中醫醫院相關專科諮詢，不要貿然試用。

五、衰老

古代，只有君王能夠享用「長生不老藥」。現在，每一個普通人都可以透過合理膳食和中醫調養，實現強健體魄、延緩衰老的理想。但是，衰老畢竟是不可避免的生理過程，它是複雜的綜合因素作用的結果。因此，抗衰老必須立足於綜合性老年保健措施，而不是單純依賴抗衰老藥物。

◎ 古方DIY：益壽黃精膏
◎ 抗衰茶特別推薦：黃耆茶、絞股藍茶、石斛茶
◎ 看中科院院士怎麼評價御用延年方

1.益壽黃精膏

【配方】：制黃精500克，乾薑末100克，桂心末20克。

【製法】：先以制黃精加水煎，先後取汁2次，去渣。合併2次藥汁，加入乾薑末、桂心末，微火煎至黏稠，停火冷卻裝瓶。

【用法】：每服1～2匙，和酒調勻，空腹服。常服者，不必加酒。

【禁忌】：凡痰多氣滯、消化不良者不宜服用。

黃精的傳說

　　相傳明代正德年間，有一年輕和尚法號海玉，在五台山修行。後遊歷名山大川，最後在九華山隱居，刻苦修行，並完成了81卷《大方廣佛華嚴經》血經及1卷身世自傳。深山缺糧，他只食黃精、野果，至126歲圓寂。如此艱苦環境，又每天放血寫經，卻能活至百餘歲，黃精功不可沒。

驗方故事

　　快過年了，送長輩什麼禮物呢？今年別出心裁，準備按古方自己炮製一劑延年益壽的黃精膏，聊表孝心。

　　我在老字號的各大小藥房配齊了藥，回家先用換上研磨刀頭的榨汁機把乾薑、桂枝分別磨成粉。500克制黃精滿滿一大碗，要加1500CC水才差不多

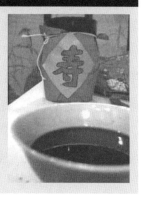

能煎，家裡的煎藥壺裝不下，我用了大號瓷鍋。兩次煎取的汁合起來約1200CC，倒進煎藥壺，按製法上所說倒入乾薑末、桂心末。

乾薑末、桂心末倒入沸騰的黃精藥汁，很快像往開水裡倒澱粉時那樣黏成一塊塊。我趕緊用勺子搗開，並用筷子攪拌。在微火煎煮的過程中，我擔心黏底，加上以前有多次把中藥煎糊的劣跡，故每隔幾分鐘就用筷子攪一遍，順便也看看有沒有「煎至稠黏」。大概15分鐘後，藥汁就開始收膏了。關火後，沸騰的黏黏的泡泡冒了很久才平息，果然很有膏滋的樣子。

清甜而微帶辛辣的藥香把孩子也吸引了過來，她好奇地看著我裝瓶，我乘機哄她拿出手工紙，一番剪貼描畫，黑膏滋便穿上了漂亮的外衣。這劑黃精膏原料很便宜，不過愛心無價，這樣的禮物長輩一定滿意。　　　　　　　　（陳佳）

專家評方

上海中醫藥大學教授　達美君

這款黃精膏，出自明代方賢《奇效良方》。《奇效良方》評價其「延年補益，療萬病」「舊皮脫，顏色變光」「鬢髮更改」。黃精又名老虎薑、救窮草等，是臨床常用的補益類中藥，有滋腎潤肺、補脾益氣、養精增壽、延年抗衰之功。現代研究發現黃精能輔助降血壓、降血糖，對動脈硬化、脂肪肝也有一定改善作用，對多種細菌有抑制作用。中老年人服用此膏，能提高免疫功能，有助於強身延年。

方中加入乾薑、肉桂，乾薑辛熱，肉桂辛甘熱，有溫中散

寒、補火助陽、化飲通脈之功。在補氣養血之調補方中加入少量乾薑、肉桂，有溫陽助運、鼓舞氣血的功效。黃精偏「靜」，乾薑、肉桂偏「動」，動靜配合，更有助於藥效發揮。

這位讀者的作法基本上可行，為了可口，如服用者無糖尿病，可適當加入蜂蜜或飴糖調味。

更簡單的黃精膏作法

達美君

《奇效良方》裡對黃精推崇備至，多有「一年內變老為少，氣力倍增」「服黃精成地仙」

等誇張生動的描述，並載有其他抗衰老的黃精方製法。胃中有火、津液虧虛或不喜香辣者，可嘗試另一種作法：

制黃精、枸杞各500克，先以水煎黃精，取2次藥汁，合併後，加入枸杞，文火煎至黏稠，可加入蜂蜜收膏。停火放涼後裝瓶。

此方滋補肝腎、明目養顏，古人云：「常服黃精膏，助氣固精，補鎮丹田，活血駐顏，長生不老」。

更簡單的黃精酒作法

安徽中醫學院教授　巴坤傑

黃精20克，枸杞20克，洗淨晾乾，用上等白酒500CC浸泡半月後飲用，每日晚飯前飲上一杯，約25CC。此酒不獨適合老年人，中壯年如有腰痠足軟、頭昏眼花、食欲不振等症狀，也可酌飲。

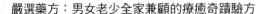

2.松子抗衰膏

華中科技大學同濟醫學院附屬同濟醫院中醫科主任醫師　譚立興

【配方】：松子仁200克，黑芝麻100克，核桃仁100克，蜂蜜200克，黃酒500CC。

【製作】：將松子仁、黑芝麻、核桃仁同搗爛成膏狀，入砂鍋中，加入黃酒，小火煮沸約10分鐘。倒入蜂蜜，攪拌均勻，繼續熬煮成膏，冷卻裝瓶備用。

【用法】：每日2次，每次服1湯匙，溫開水送服。

【功效】：滋補五臟、益氣養血，適用於肺腎虧虛、久咳不止、腰膝痠軟、頭目眩暈等症。中老年人經常服用，能滋補強壯、健腦益智、延緩衰老。

3.炒萊菔子

山東省威海市文登中心醫院副主任醫師　連秀娜

【配方】：炒萊菔子30克。

【用法】：一次性溫開水送服。

【功效】：主治老年便祕，一般服後可在2～6小時自行排出軟

便。

【方解】：據《本草綱目》記載，炒萊菔子有「下氣定喘，治痰，消食，除脹，利大小便」等功用。另外，炒萊菔子含有豐富的油脂，油脂有養陰益氣、潤腸通便之功能。所以，民間有不少以炒萊菔子為主的通便驗方。此方對老年人的習慣性便祕有效，適合因人老體衰、津液虧乏、大腸失濡，傳化無力致發的便祕。

類似方

炒萊菔子50克，加水500CC，煎30分鐘，取汁分2次空腹服，每日1劑，7天為一個療程。據病情輕重，可連續重複數個療程。

湖州市南潯中西醫結合醫院　汪竹峰醫師

延 伸 閱 讀 ——————————————

欲得長生，腸中當清

王慶其

世界上本無「不死之藥」，也沒有人可以「長生不老」。但這並不等於說，人在自然規律面前完全無能為力了，人在維護健康，「盡終天年」方面，還是大有作為的。

晉代醫家葛洪提出的「欲得長生，腸中當清」，就是一條維持健康長壽的良策。

中醫學認為，腸屬於六腑之一，其主要功能是消化和傳通食物。凡六腑都應該保持通暢，才能維持其正常的生理活動，即所

謂「六腑以通為用」，「以通為補」。葛洪所說的「腸中清」，有兩個意思。

一是說腸道應保持暢通無阻，才能完成「吐故納新」的消化過程。肛門可以將五臟六腑生理活動過程中所產生的「濁氣」排出體外。因此，「腸中清」就體現了五臟六腑的「濁氣」能正常排泄，有利於維持五臟六腑的生理功能活動。近年有學者經過動物實驗證實，長期便祕，腸道不暢，可使老齡動物代謝紊亂，免疫功能下降，內分泌失調，血液循環障礙，而加速衰老。

二是說進食應該以清淡為原則。古人認為，魚肉醇酒、膏粱厚味為「爛腸」之物，不可過食。俗話說：「魚生火，肉生痰，青菜豆腐保平安」，「寧可一週無肉，不可一日無菜」是有科學根據的。清淡食物營養豐富，容易消化吸收，不易引發腸道疾病，確實有益健康，增進年壽。

適當服用清腸通便的藥物。這裡介紹幾種簡便的中藥及中成藥給大家選用：

❶決明子30～60克，泡茶飲用。決明子有清肝明目、益腎祛風、通便的作用，其瀉下功用甚緩，不會有一般導瀉藥的腹痛、大便如水瀉狀的副作用。久服還有降血脂，清口臭，治咽喉、牙齦腫痛等功效。

❷鬱李仁每次5～10粒，嚼碎後服下，每日1～2次。

❸肉蓯蓉羊肉粥：肉蓯蓉15克，羊肉片50克，白米100克。肉蓯蓉用紗布包好，與羊肉同煮，將熟時去藥袋，酌加蔥、薑、鹽、白米，粥成即可。適用於老年人陽虛便祕者。

❹首烏粥：生何首烏30克，紅棗5枚，白米100克，蜂蜜適量。先將何首烏洗淨，與白米、紅棗共煮粥，粥成調入蜂蜜食用。每日服用2次。適用於肝腎陰血不足所致的便祕者。

❺香蕉蘸蜂蜜：香蕉500克，蜂蜜30克。香蕉去皮後蘸蜂蜜食用，每日2次。適用於習慣性便祕者。

4.胡桃仁

上海中醫藥大學教授、上海市名中醫　王慶其

【**配方**】：炒胡桃仁5個。

【**用法**】：每晚睡前嚼碎，溫開水送服。

【**功效**】：滋腎養肝、溫陽潤腸。適合體虛老人日常調養，尤其適合陽虛便祕的老人，症見便乾結、腰痠肢冷、喜溫畏寒、小便清長。

老人便祕不可妄泄

便祕是老年人常見的症狀，長期便祕會加重高血壓、冠心病、糖尿病、痔瘡等疾病的病情，危害健康，還可能引發中風等意外。臨床常見老年人患習慣性便祕，十分頑固，對此應慎用瀉法，不可圖一時之快。

中醫學認為老年便祕是體虛為本，便結為標，應以治本為主，兼顧其標。治本以補虛為宗旨，分析其氣、血、陰、陽所屬的不同，分別處理；治標不可用攻伐之品，魯莽從事，而應用潤腸緩瀉之藥，也可配合食療。

5.黃耆茶

上海中醫藥大學附屬岳陽中西醫結合醫院中醫內科主任醫師　茅曉

【配方】：黃耆60～90克，紅棗30克。

【用法】：水煎代茶。至少應服用3個月以上。

【功效】：適合元氣虛弱、臟腑功能不足的老人。症見顏面蒼白，目倦少神，氣短聲低，懶言好靜，四肢乏力；偶有眩暈，動則出汗，舌質淡，脈虛弱。

源自「生脈散」的生脈茶

如果不僅有上述氣虛表現，還兼有口乾舌紅，可用人參9克，麥門冬15克，五味子6克，加水煎湯，頻飲溫服。此即生脈茶，源自金代名醫李杲的「生脈散」，可益氣扶正，控制氣虛體質的進一步發展，能有效地防止其他虛損證的發生。

6.桑椹糯米酒

上海市疾病預防控制中心主任醫師　蔣家騉

改善耳鳴、耳聾、視物昏花

【配方】：桑椹5000克。

【製法】：絞汁，與糯米飯（糯米3000克煮成）拌勻，再下酒麴適量裝罐，外用棉花和稻草保溫，7天左右即可取酒服用。

【用法】：每次4湯匙，用開水沖服。

【功效】：有補肝腎、明耳目、抗衰老作用。適用於肝腎不足之耳鳴、耳聾、視物昏花等衰老症狀。

7.石斛茶

上海中醫藥大學附屬岳陽中西醫結合醫院中醫內科主任醫師　茅曉

【配方】：新鮮石斛45克。

【用法】：沸水沖泡，或稍加水煎煮，取湯代茶，頻頻飲服，便有回味甘甜香醇、渴解津生之感。

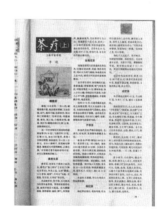

【功效】：滋陰養胃，清熱生津，適合陰津不足的老人。一般表現為形體消瘦，面色偏紅，時有午後面部烘熱，伴口燥咽乾，多喜冷飲；或大便乾燥，舌質紅，脈細而數。

　＊更多石斛運用經驗，參見本書虛證章節

抗衰名品　石斛

石斛此茶古人早已用之，有回味甘甜香醇、渴解津生之感。並認為「石斛氣性寬緩，無捷奏之功」，故當久服之。石斛茶性寒，味甘淡微鹹。入胃、肺、腎經。能生津益胃、清熱養陰，可治熱病傷津，口乾煩渴，病後虛熱，陰傷目暗。石斛有一定解熱鎮痛作用；能促進胃液分泌，助消化；有增強新陳代謝、抗衰老等作用。

8.絞股藍茶

上海中醫藥大學附屬岳陽中西醫結合醫院中醫內科主任醫師　茅曉

【配方】：絞股藍9～12克。

【用法】：切碎後沸水沖泡，代茶溫飲，每日2～3劑。

【功效】：溫陽益氣，滋補扶正。能改善老人因功能衰退、陽氣虧損不足，陽氣的溫煦、興奮、推動作用減弱所致的各種症狀。症見面色蒼白少華，身體稍胖，形寒怕冷，四肢倦怠，肢端欠溫，飲食喜熱，舌淡胖嫩，脈沉遲無力。

9.桑椹膏

上海中醫藥大學教授　達美君

【配方】：桑椹1000克，蜂蜜適量（隨口味而定）。

【製作】：將鮮桑椹洗淨，放入瓷盆，搗爛，以雙層消毒紗布裹絞汁，倒入砂鍋內，以小火慢熬成稠膏狀，加入蜂蜜攪勻，以滴水成珠為準，熄火，候冷裝入瓶中收貯。

【服法】：每次服膏一匙，用溫開水沖服，早晚各1次。

【功效】：補肝滋腎，養血明目，烏髮潤腸，又祛風濕、健步履。

【方解】：桑椹膏方，追根溯源，可見於宋代寇宗奭《本草衍義》。後見載於金元·劉河間《素問保命集》一書，方名文武膏，用治療瘰癧（淋巴結核），但方中僅以桑椹取汁煎薄膏，而不加蜂蜜。

桑椹，成熟後紫紅色，肉質酸甜多汁，營養豐富，性味清潤，補而不膩，係民間常用之補血佳品。桑椹除製膏服用外，還可製成桑椹酒，有潤養肝腎、健壯筋骨、活血通絡之功，適用於勞累後腰腿關節痠痛。

桑椹亦常配合食物製成藥膳或藥粥

右上角：清·王士雄《隨息居飲食譜》

古代作法

熟桑椹，以布濾取汁，瓷器熬成膏收之，每日白湯或醇酒調服一匙。老年服之，長精神，健步履，息虛風，靖虛火。桑椹亦可生啖，宜微鹽拌食。可飲汁，或曝乾為末，久久服之，鬚髮不白。

桑椹果醬

取鮮桑椹子500克，水煮極爛，加冰糖200克，小火熬成果醬。每日2次，每次1匙用桑椹果醬塗抹麵包、饅頭食用，婦女停經期前後，頭暈目眩、潮熱汗出、頭暈目眩、失眠健忘者尤其適用。

等，以利保健養生。此膏適用於年老體衰，或未老先衰、頭暈目眩、貧血、腰膝痠軟、關節不利、雙目昏花、視力減退、鬢髮早白、便祕等者，婦女更年期陰虛火旺、潮熱汗出、心煩心悸、失眠多夢者，亦可作為保健飲料滋養調補。

　　鮮桑椹見於4～6月，故多於此時製膏服食。如於其他季節製作，可取乾桑椹（500克左右），洗淨後加水濃煎，先後取2～3次藥汁，去渣，合3次藥汁，以小火濃煎至稠厚，再攪入蜂蜜熬至滴水成珠停火，冷卻後收貯瓶中。如加入枸杞100～150克同煎（或合3次藥汁濃煎時，加入枸杞），滋補之力更甚。

10.枸杞蒸蛋

華中科技大學同濟醫學院附屬同濟醫院中醫科主任醫師、教授舒滬英

【配方】：枸杞10克，雞蛋（或鴨蛋）2個。

【用法】：將枸杞及蛋攪和均勻，加水及調味品，隔水蒸熟。作菜餚食用。

【功效】：滋補肝腎、益精明目和強壯身體。

養聖品枸杞子

　　枸杞子又名枸杞果、甘杞子，是茄科植物寧夏枸杞或枸杞的成熟果實。有滋補肝腎、益精明目和強壯身體的作用，

以個大色紅、味甜肉厚、飽滿軟糯的為好。

但是，衰老畢竟是任何生物不可避免的生理過程，它是十分複雜的綜合因素作用的結果。因此，抗衰老必須立足於綜合性老年保健措施，而不應單純依賴於抗衰老藥物，

世界上沒有什麼長生不老藥。服用枸杞子只是老年保健的綜合措施之一。

閱讀提示：關於材料用

Q：這本書裡的材料都能買到嗎？

A：是的。我們在選取方子時考慮的很重要一點，就是原材料獲得的便捷性。本書中絕大部分藥材均為通用的常見中藥，個別屬於地域性的藥材或食材，我們已標注說明。

Q：去藥店買這些中藥需要處方嗎？

A：不需要。除有毒中藥外，目前在中藥店購買中藥飲片時，都不需要醫院處方。我們在編寫本書時已剔除了含有毒中藥的驗方，所涉及藥材安全可靠。如果您想購買，可直接告訴藥店店員您所需要的品種、劑量。為避免口誤和記憶差錯，建議抄寫在紙上並仔細核對無誤後，再請店員抓藥。

小心人參濫用綜合症

翁德立　醫師

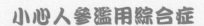

誤用驗方

一般說來，人參的毒性很小。雖然如此，並不意味著人參的使用有百利而無一弊。

美國加利福尼亞大學神經病研究所西格爾醫生曾對133名連續服用人參超過一個月以上的對象進行了觀察，發現大多數人出現有過度使用人參的效應，如興奮狀態、如意感、咽喉刺激感、失眠、神經衰弱、高血壓、欣快感等中樞神經興奮和激動症狀；有些人則表現為性情抑鬱、食欲減退、低血壓，有的還出現皮疹、水腫及清晨腹瀉。

西格爾把高血壓伴有神經興奮、皮疹、清晨腹瀉的14名患者，定為「人參濫用綜合症」。這14名患者全部口服人參根，平均每日劑量3克，最多時15克。到第24個月檢查時發現，有10人變得興奮、煩躁、激動和失眠；4人因用藥劑量較大，導致人格解體和混亂感。估計可能與人參能興奮垂體——腎上腺系統、干擾人體促皮質素及腎上腺皮質類固醇的含量有關。

人參中含有一種「達馬烯三醇苷」，它對中樞神經系統有強烈的興奮作用，長期濫用可致高血壓症。但在另一部分人會出現低血壓及鎮靜作用，原來是人參中還存在另一種叫「達馬烯二醇苷」的物質，它與達馬烯三醇苷作用恰恰相反，對中樞神經會產生明顯的抑制作用。中國中醫科

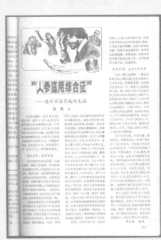

學院西苑醫院在臨床應用中，也觀察到一些病例，長期服用人參後，確有失眠和易激動的現象，需停藥一段時間方可好轉。

此外，人參使用不當，還會產生助火、作飽、戀邪等副作用。陰虛火盛者使用以後可出現便祕、鼻衄。人參雖可益氣健脾，提高人的消化功能，但若長期過量使用，亦可出現脘腹脹滿、食慾減退；初感外邪而無虛證者若亂投人參，也可使表邪久滯下去，加重病情。

由於人參長於補虛，短於攻疾，故一般只用於虛證而不用於實證，像外感初起、肝陽上亢（高血壓病等），以及因濕阻、食積所致的胸腹悶脹、腹瀉、食慾不振、舌苔厚膩者。至於健康狀況良好，並無虛證表現的人，則無服用人參的必要。

延伸閱讀

怎麼看待御用延年祕方

中國中醫科學院西苑醫院院士　陳可冀

《大眾醫學》的編輯曾問我：您研究了一輩子宮廷醫案，延年益壽的御方想必得之不在少數，怎麼從不拿來自己享用？我直言不諱：歷代宮廷醫方我基本都掌握了解。清代宮廷「延年益壽」方劑，如清宮八仙糕、清宮壽桃丸、清宮長春丹和龜齡集等，其延緩衰老作用的研究都有非常可喜的成果。這些研究過的，我信；但精力有限故未做大力宣導。

至於我個人，是不吃任何補藥的，蓋「是藥三分毒」。我不願意給身體橫添麻煩，即使是補藥，至少也會讓肝腎增加負擔。

人老了，心態最要緊：要珍惜並熱愛生活，多做自己喜歡做

的事，心境不可以亂，不可以偷懶和厭倦生活。只要懂得修養、
保養和營養，人人頭頂都有一片天。

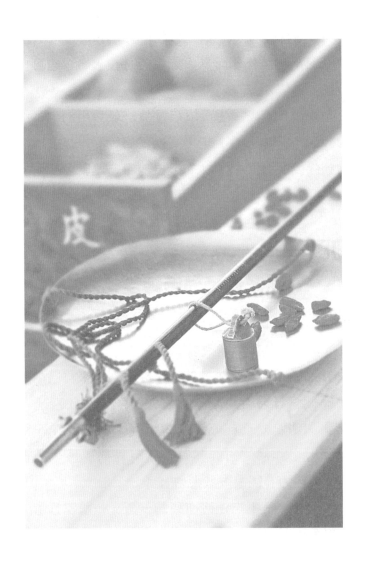

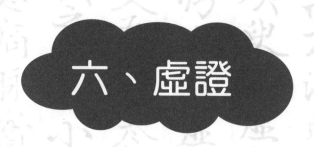

六、虛證

中醫虛證有四類，即氣虛、血虛、陰虛、陽虛。臨床中根據對虛證的不同性質分別給予相應藥物，方能補之所虛。值得指出的是，在所有的虛證中，以陰虛最為常見，發生率最高。

◎ 綜合養生，養陰為要
◎ 老人補骨小膏方
◎ 院士推薦：養生五道思考題

1.百合蓮子粥

上海中醫藥大學教授　錢永益

【配方】：鮮百合50克或乾百合30克，蓮子30克，白米60克，冰糖適量。

【用法】：將百合洗淨去衣，蓮子去心，與白米、冰糖共煮成粥。

【功效】：滋陰補肺、生津止渴，特別適用於老年人秋季進補。

2.麥門冬石斛茶

浙江中醫藥大學終生教授　何任

【配方】：麥門冬10克，石斛6克，綠茶3克。

【作法】：將麥門冬、石斛同研成粉末，與綠茶一起放入大杯中，用滾水沖泡，加蓋燜10分鐘即成。

【用法】：當茶頻繁飲用，一般可沖泡3～5次。

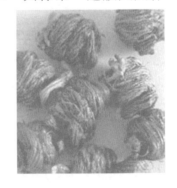

【功效】：養陰和胃，理氣解鬱，尤其適用於胃陰虛，症見脘腹隱痛、口乾舌紅、手足心熱、便燥乾結者飲用。

【方解】：在補陰的中藥中，鐵皮石斛獨樹一幟。該藥性甘鹹，歷代醫典稱其「甘可悅脾，鹹能益腎，故多功於水土二臟」，用之既可補脾，又可益腎，並且補陰效果極佳。古往今來，人們一直將鐵皮石斛作為滋陰補虛養生保健之上品。此外，鐵皮石斛「氣性寬緩」，味清淡，春夏相宜，秋冬亦佳，對一年四季之陰虛以及各種類型的陰虛如腎陰虛、胃陰虛、肺陰虛、肝陰虛、心陰虛均具有通補之效果。

延伸閱讀

綜合養生　滋陰為要

何任　醫師

中醫虛證有四類，即氣虛、血虛、陰虛、陽虛。臨床中根據對虛證的不同性質分別給予相應藥物，方能補之所虛。值得指出的是，在所有的虛證中，以陰虛最為常見，發生率最高。

補益陰虛對養生保健來說非常重要。一些人人到中年就出現頭昏目澀、耳聵、健忘、眩暈、腸燥、面枯色黃、脫髮、眼花等常見症狀，均與陰虛有關。而中老年人常見的高血壓、中風、糖尿病、失眠等症亦多為真陰虧虛、虛火內熾所致。滋陰補虛不僅可以對之發揮治療作用，而且對所有中老年人或處於亞健康狀態如飲酒過度、過度疲勞、長期熬夜者都能有預防養生保健效果。

脾和腎是中醫學上兩個重要的生理領域，脾為人後天之本，主要負責水穀的消化、吸收。脾臟功能障礙，則氣、血、精、津液無以化生；腎為先天之本，具有多種生理功能，對人體生長、發育、衰老、生殖等都具有很重要的調節作用。如果將先天與後天保養得好，氣、血、精、津液則生化有源，機體各臟腑皆可維

持正常運轉。中醫幾千年將健脾補腎作為養生保健的重點也就是這個道理。

總之，養生是一項綜合性的保健工程，在日常生活中既要注意保持生活規律、心情恬淡、勞逸適度、飲食有節，又要注意補虛，而滋補陰虛更為重要。

虛證常用藥一覽表

氣虛者──宜當補氣：人參、黨參、西洋參、黃耆、白朮、山藥等。

血虛者──宜當補血：當歸、阿膠、熟地、何首烏、枸杞等。

陽虛者──治當補陽：鹿茸、杜仲、肉蓯蓉、巴戟天、淫羊藿、冬蟲夏草等。

陰虛者──治當補陰：石斛、麥門冬、黃精、百合、北沙參、鱉甲等。

3.補虛八寶飯

上海中醫院主任醫師現任上海藥膳協會會長　孟仲法

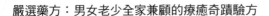

補虛潤燥
健腦益智

【配方】：糯米、紅棗、核桃仁、瓜子仁、龍眼肉、糖蓮心、糖

青梅、蜜漬海棠果及輔料白砂糖、玫瑰豆沙、油脂。

【製法】：糯米500克，淘洗乾淨後瀝去水分，放蒸籠中填以紗布蒸成飯備用。用大碗一只，塗上油脂（可用橄欖油），在碗底排以上述果仁蜜餞。排時可考慮配色及組成圖案，先排中間，排好後即鋪上糯米飯，厚度適中。然後再排周圍碗邊部，排好後也立即鋪上糯米飯，以防落下或凌亂。在中心部留一空凹，以便填入豆沙。豆沙填入後再鋪上糯米飯弄勻，使飯與碗邊齊平，稍做揿壓使結實即成。吃時將碗覆於盆中，輕輕移動覆碗，取下後在飯面上撒些砂糖後仍將碗覆上，上籠蒸熱即可取食。

【功效】：八寶飯有很好的健脾養胃和益氣補腎作用。乏力神倦、便溏或便祕、浮腫、消瘦、體弱、頭暈，記憶欠佳、耳鳴、腰痠者食之有益。八寶飯熱量高，虛熱畏寒者也可吃。含有較高的糖和脂肪，尤其是不飽和脂肪酸、微量元素、蛋白質等，營養豐富，能提高血糖，實腸潤便，抗衰防老，健腦益智，是很好的滋補營養佳點。

改進製法

　　如將八寶飯的配料作些調整，可增加它的保健功效。如減少加入的蜜餞和油脂，加入煮熟的白扁豆50克、薏仁50克。這樣就能增加其健脾利濕的功用，對脾虛有濕，如水腫、大便溏薄或泄瀉的病人更有好處。也可用黑糯米（即血糯）代替一般糯米，則對貧血的人，更有輔治作用。

特別提醒

脾胃消化功能欠佳，舌膩納呆者不能多吃八寶飯，因八寶飯黏膩，含糖量高，且有油脂，不但較難消化，多吃還會引起血糖增高，或轉化成脂肪而引起高血脂症，故糖尿病及心血管病患者也不宜食用。

4.蟲草燉鴨

重慶醫科大學第一醫院主任醫師　馬有度

【配方】：冬蟲夏草3～5枚（5～20克），肉白而骨烏的老鴨一隻。

【用法】：冬蟲夏草以冷水洗淨，放在鴨的腹腔中一起燉煮2～3小時，吃肉喝湯。

【功效】：補肺益腎，補虛強身。

【方解】：蟲草，長約寸許，有眼有口，腹部長腳，狀如僵蠶；其丁上還長有一根長長的「尾巴」，形似一種草。其實它是一種菌寄生在一種昆蟲的幼體上，由菌的子座和寄主幼蟲的屍體共同構成。由於冬天呈蟲，夏天為草，因而名為冬蟲夏草，簡稱蟲草。這味名貴藥材，含有粗蛋白、脂肪、蟲草酸、維生素B_{12}等成分。中醫學認為它具有益腎、保肺、止血等功效。鴨子是偏於涼性的食物，能滋養肺腎，

民間還作為治療肺癆（肺結核）的「聖藥」。所以二者合用，不僅補虛強身，還可作為肺癆和體虛久喘病人的輔助治療食品。

現代醫學研究發現，冬蟲夏草中的主要有效成分為真菌多醣和核苷類物質。從有效成分的提取和吸收的角度看，並不推薦採用開水或者溫水泡服的方式。

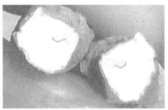

真品冬蟲夏草蟲體橫切面特有的V字

冬蟲夏草的用法

冬蟲夏草能治諸虛百損，主要功能為補肺益腎、止血、化痰，可用於久咳虛喘、勞嗽喀血、陽痿遺精、腰膝痠痛、病後久虛等症，是傳統的一味名貴滋補佳品。現代醫學研究證明，冬蟲夏草具有增強免疫力、提高心肌耐缺氧能力、改善腎功能、擴張支氣管、平喘、祛痰、調節中樞神經系統等功能，可用於治療腫瘤、肺氣腫、慢性腎病、心血管疾病、免疫功能低下、虛弱、貧血等。

現代醫學研究發現，冬蟲夏草的主要有效成分為真菌多醣及核苷類物質。從有效成分的提取和吸收的角度看，並不建議採用開水或者溫水泡服的方式。

一般來說，冬蟲夏草的食法以燉湯為主，最常見的作法可用本品3～5枚或更多，以冷水洗淨，放在鴨的腹腔中一起燉煮2～3小時，吃起來非常鮮美，別有風味。據云對病後虛損者「每服一鴨，可抵人參一兩（30克）」。其他也可和雞、鴿子、鵪鶉、鮑魚、甲魚等一起燉服，用以增強體質，防病治病。

5.烏骨雞藥膳

中國工程院院士中藥藥理學專家　李連達、靖雨珍

【用法】：烏骨雞單吃，或配伍菟絲子、銀耳、茯苓等，製成各

種藥膳。

【功效】：滋補強壯，健脾補腎，健腦益智，養血補肝，大補氣血。

【方解】：

烏骨雞具有滋補強壯機體、提高生理功能的作用；加強耐熱、耐寒、耐疲勞、耐缺氧，提高免疫功能的作用；還有延緩衰老、延長壽命的作用。

烏骨雞營養豐富，肉味鮮美，可做成各種佳餚，適用於男女老少。特別是年邁體弱、重病久病之後、婦女多病、幼兒營養不良和發育欠佳等情況，經常食之，受益匪淺。其肉可蒸、煮、煎、炸，做成各種菜餚，烹飪方法與普通雞肉相同。

其雞蛋也為營養珍品，可做成各種食品或菜餚，更適合婦女、幼兒和老人食用。其骨可敲碎熬湯，經常飲用，可強筋健骨，有利於孩童的生長發育及產婦的健康。

李時珍在《本草綱目》中明確指出：「烏骨雞甘平無毒，補虛勞羸瘦，治消渴……心腹痛，益產婦，治女人崩中帶下，一切虛損諸病，大人小兒下痢噤口，並煮食飲汁，亦可搗和丸藥。」現已證明，烏骨雞對各類虛證，如氣虛、血虛、脾虛、腎虛、心虛等均有較好療效。對於幼兒體質虛弱，年老體衰，特別是性功能障礙及婦科諸症，食用者自覺體力充沛，精力旺盛，睡眠良好，工作效率提高，各種症候減輕；一些老年性便祕者服後排便通暢，胃腹舒適，食欲增加，隨之體力進步，效果明顯。

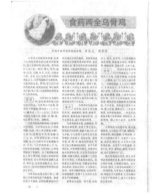

6.補骨小膏方

上海市徐匯區日暉醫院傷骨科副主任醫師　諸福度

【配方】：潞黨參100克，生黃耆150克，當歸100克，丹參100克，熟地100克，杜仲100克，補骨脂100克，胡櫟肉250克，胎盤粉250克，紅棗250克，大茴香50克，阿膠250克，豬脊骨1000克，冰糖250克。

【製法】：先將潞黨參、生黃耆、當歸、丹參、熟地、杜仲、補骨脂、紅棗和大茴香放入鍋中，加適量水浸泡一小時，小火煮取頭汁；加水再煎，分別取第二、第三汁。隨後將三汁混合以小火濃縮至800～1000CC。另將豬脊骨加水小火煮煎一小時，取骨汁約200CC。將骨汁和藥汁合併，再以小火煎濃縮，同時加入阿膠和冰糖。當阿膠和冰糖融化後，拌入胎盤粉，冷卻後即可儲藏和食用。

【服法】：於冬至前後，每日早晚服一匙，每年服一帖，連服三年。若遇感冒發熱、腹瀉等可停服。

【功效】：大補氣血、生骨長髓。

【方解】：這一膏方採用了藥療和食療相結合的方法。方中的潞黨參、生黃耆、當歸、阿膠和丹參益氣補血，有活血之能；熟地、杜仲、補骨脂、豬脊骨、胡桃肉和胎盤粉能補腎養精，有生骨長髓之功。中醫認為，年逾花甲者肝腎虧損、精血不足和精骨失養，會引起骨質疏鬆。而該方補而不滯，滋而不膩，旨在補腎，使肝腎之氣充沛，筋骨得以濡養，能抗筋骨衰老，延年益

壽。此外，骨折後期、骨折癒合緩慢、骨痂生長緩慢、股骨頭無菌性壞死修復期、體虛習慣性脫位者，服後有明顯長骨堅筋之功效。

臨床故事

李奶奶行走在凹凸不平的石子路上，一個正在追逐玩耍的孩子不小心撞著了她。她腿一軟，摔倒在地即爬不起來。去醫院檢查，原來是股骨骨折。

張總工程師年近古稀，乘小汽車路過火車軌道，就那麼一頓，他當即覺得腰背劇痛。到醫院照X光一查，發現第一腰椎輕度壓縮性骨折。

……

老年人的這些意外狀況，時有所聞。其原因就是他們大都患有骨質疏鬆症，稍一不慎即可發生骨折。據統計，骨質疏鬆症的發病率隨人的年齡而增加，50歲以上佔24%，60歲以上為58%，80歲以上幾乎達100%。可見，對於老年人來說，平時注意防治骨質疏鬆症是十分重要的。

這裡介紹的這個冬令補骨膏方，可有助於防治骨質疏鬆症。

延伸閱讀

養生說法讓人無所適從時的五道思考題

沈自尹

恐怕在地球上，找不出哪個國家擁有比中國更多的養生保健專著。《黃帝內經》、《千金要方》等傳世之作中無數精美的篇

章，引導了一代又一代渴望健康的中國人。與這些古老華美的典籍相比，我們現在對養生保健的論述更普及、更平民化，報紙、雜誌、廣播、電視，哪裡沒有養生之道的宣傳？但是在這你方唱罷我登場的喧囂聲中，民眾不時會發現一些截然相反的聲音。例如對於體能鍛鍊，一種說法是「生命在於運動」：體育運動對提高心臟功能，改善全身代謝，增加骨密度都有幫助；另一種說法是「生命在於靜養」，練氣功（指內養功）可以提高神經系統的穩定性，從而有利於支配內臟的活動，甚至可以治病。有的報紙說吃素好，君不見有道高僧鶴髮童顏、健步如飛？有的雜誌說不吃葷不得了，難道忘了從前生活艱難時，一個月只能有幾塊肉吃，腹中空空、兩腿飄飄的日子？

很多人無所適從之下，認為各種說法只是媒體譁眾取寵、捕風捉影，難保不是編造的。其實公平地說，不同的說法大多數都有一定的道理。只是媒介宣傳時過於偏激，讀者和聽者或接受這一說或聽信那一套，走進了非此即彼的盲點。

大家也不要埋怨媒體不負責任、科學家朝三暮四。科技在不斷進步，很多認識需要不斷更新完善，對某個問題不同階段有不同看法，這是不足為奇的。那麼在實際生活中遇到疑惑怎麼辦？這裡教大家做五道思考題。

一、這個養生法對我來說是否適度？

這是養生保健必須遵循的原則，適度就是講求中和、不偏不倚，即中醫講的陰陽平衡。具體的條件前面已經談到，這裡就不重複了。

二、這個養生法是否針對我的狀況？

沒有萬眾適用、固定永恆的保健方法。中醫講辨證論治，就是因人而異，同病可以異治、異病可以同治。保健也要因人、因

體質、因年齡、因性別、因病而定，有時還要因時、因地而定。

三、這種說法是否經得起重複？

由於科學本身要求能夠重複，個別的現象不能代表真理。因此成熟的科學論文都是從群體、大量資料中得出的結論。由這樣的結論而來的科普文章也相對可靠。

四、兩種說法不一樣怎麼辦？

有時對同一問題有不同角度的爭論，爭論雙方各有一定道理，也各有不全面的地方。這時可以將兩者的意見互為補充，就可能是較全面的結論。

五、新的發現與傳統說法截然相反怎麼辦？

首先要明白任何專家的意見都不是定論，隨著科學研究的深入，對傳統的認識提出挑戰是正常的。但如果新的發現與傳統認識截然相反，則最好持慎重的態度，不要貿然相信。這時可參考第三道題的原則，新的方法如果能夠得到不同科學研究單位的確證，和權威性的支持，才能考慮運用到自己的養生保健之中。

一旦在養生保健中左右為難時，大家就可以做一下這五道思考題，是取是捨心中自會有分寸；一種保健方法認真施行了卻不見效，也可以反過來思考一下這五個問題，多半能發現癥結所在。

相信大家在養生之道上把持這樣理智的思考，大多數困惑能迎刃而解，將醫學文章裡的內容活學活用，從而形成自己最佳的保健方案。

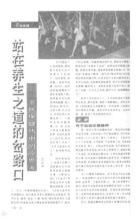

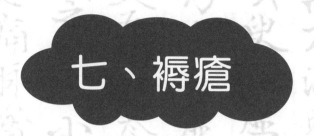

七、褥瘡

長期臥床的病人，特別是老年、昏迷、截癱者，以及坐輪椅者，常因局部組織長期時間受壓，導致血液循環障礙，局部持續缺血、缺氧、營養不良而使軟組織潰爛和壞死，形成褥瘡。

◎ 治療褥瘡應該及早開始，原則是解除患處壓迫，促進局部血液循環，加強瘡面處理。

1.去腐生肌散

浙江省松陽縣中醫院　李麗香醫師

【配方】：煆石膏、黃耆各30克，血竭、枯礬、乳香、輕粉各15克，冰片3克。

【製法】：將上述藥物共碾成細粉，充分混合後儲瓶備用。

【操作】：用雙氧水和生理鹽水徹底清潔瘡面，消除壞死組織後，用無菌棉花棒蘸取碘伏（類似碘酒，刺激性比碘酒輕）消毒創面及周圍皮膚，再用去腐生肌散均勻撒在瘡面上，並加無菌紗布包紮，根據情況每天或隔天換藥1次。

【功效】：去腐生肌。

作者經驗

我們採用自配的去腐生肌散外用治療褥瘡，療效頗佳。去腐生肌散，內中煆石膏具有收斂生肌之效，外用能收斂黏膜、減少分泌，對瘡瘍不癒合有良好作用；黃耆生血生肌，排膿內托；血竭斂瘡生肌，行瘀止痛；枯礬燥濕，收斂；乳香活血鎮痛；冰片鎮痛生肌；輕粉祛腐，促進生新。諸藥配伍，共奏活血化瘀、消熱解毒、生肌收斂去腐之功，以達到治瘡治腐、治潰爛不癒的目的。

2.簡易滑石方

湖北省麻城市中醫院　宋鋒醫師

【配方】：滑石10克，冰片0.5克，爐甘石0.5克。

【用法】：共研細末，混勻，裝瓶備用。使用前，先將褥瘡清洗乾淨，然後撒上藥粉，再用敷料包紮（避免用膠布，防止損傷皮膚）。每天兩次。

【功效】：一般用藥三天後褥瘡結痂，四、五天後痊癒。

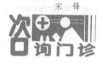

治疗褥疮有无验方

　　我的母亲80多岁，因中风长年卧床不起，现有两处皮肤生褥疮，多方治疗不愈。向贵刊征询中医药治疗褥疮验方。

河南　丹仁君

　　老年人抵抗力差，修复功能也差，一旦发生褥疮，治疗较棘手。我院曾用下列药方治愈30余名褥疮病人，您不妨一试。滑石10克，冰片0.5克，炉甘石0.5克，共研细末，混匀，装瓶备用。使用前，先将褥疮清洗干净，然后撒上药粉，再用敷料包扎（避免用胶布，防止损伤皮肤）。每天两次。一般用药三天后褥疮结痂，四五天后痊愈。

湖北省麻城市中医院
宋　鋒

3.垂盆草外敷

浙江省紹興市第六人民醫院　鐘建平醫師

【配方】：新鮮垂盆草。

【功效】：除濕退黃、清熱解毒。常用於癰腫瘡毒、毒蛇咬傷、水火燙傷的治療，既可內服，也可外敷。

【用法】：治療褥瘡時，採用新鮮垂盆草莖、葉適量，選淨，陰乾備用。應用時，加入75%的酒精適量，在藥缽內搗爛，再用紗布濾乾，根據褥瘡面積大小，敷於瘡面，外加尼龍薄膜加紗布固

定，早晚各更換1次。敷藥前先將褥瘡常規消毒。

【註】垂盆草的的別名：狗牙齒、半枝蓮

讀者提問

我母親84歲高齡，中風癱瘓在床已兩個星期，臀部和兩側大腿皮膚都已發紅。聽人說，這就是褥瘡，如果皮膚破潰了，麻煩可大了。請問，我們該如何預防褥瘡呢？　　（林春妮）

延伸閱讀

臥床病人如何預防褥瘡

陳新月

　　中風（醫學上叫卒中）後病人身體的一側常感覺喪失，長時間受壓也不知道疼痛，而且由於運動功能受損，自己不能自動翻身。皮膚長時間受壓後容易發生壞死，導致潰瘍發生，這便是褥瘡。這是由於長時間受壓造成，所以有人稱它為壓瘡。褥瘡最初是皮膚發紅，接著便產生水泡、破潰，繼而壞死產生潰瘍，潰瘍可以深及肌肉甚至骨組織。

　　褥瘡一旦發生，治療則較為棘手，因此重在預防。最好的預防方法是不讓身體的任何部位長時間受壓，最主要的預防辦法就是要勤翻身。首先要向病人說清利害關係，鼓勵病人積極配合，最好每半小時（最長不得超過兩小時）翻身一次。

　　不知你母親癱瘓程度如何，如果她老人家自己不能翻身，那麼應由家屬或請人照料，經常幫她翻身，即使夜間睡眠時也應按時翻身。

　　其次，要經常注意一些骨骼突出的部位，如尾椎骨、大腿兩側胯部、足踝、足跟、肘後、兩肩胛等處的皮膚是否有發紅現

象。為了減少這些部位的受壓，可以在這些部位加上軟墊。皮膚如有發紅，應予以輕柔按摩，也可塗抹50%乙醇（酒精）做局部按揉，如用紅花油按摩效果更好。若病人取坐位，則臀部下面也應加軟墊，而且最好不要久坐。

　　護理癱瘓病人是一項持久而又細微的工作，也是子女盡孝心的時候，我們預祝老太太在你們的精心護理下能早日康復。

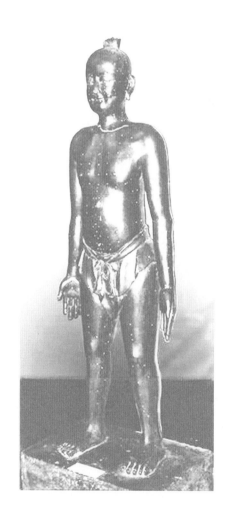

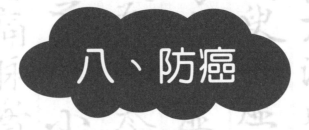

八、防癌

很多癌症與飲食有關，改變飲食結構和適當地進行飲食養生，可預防結腸癌、直腸癌、胃癌、胰臟癌、肺癌及乳癌等其他癌症。除了飲食養生，心態情緒、行為習慣、環境條件的調整對預防癌症也非常重要。

◎ 抗癌水果排行榜
◎ 防癌「冠軍」紅番薯葉（地瓜葉）
◎ 黑色食品可防癌

1.茄子煲

上海復旦大學附屬腫瘤醫院主任醫師　于爾辛

【配料】：茄子、肉末、調味料。

【製法】：首先將茄子洗淨，切成塊，放在鍋裡炒熱。然後把適量的肉末也炒熱。再將兩者放入鍋中，加醬油、薑末、蒜泥和水。先用大火燒開後，改用小火焐至茄子爛，即可食用。茄子煲的湯汁不宜過多，稠厚些才好吃。

【功效】：芳香開胃、暖和體魄、防癌抗癌。茄子對抗癌作用至少有三：❶散血止痛❷消腫❸寬腸。散血止痛，也就是有活血的作用，癌腫病人或在康復期還有血瘀者，都可以常吃茄子。消腫，癌腫本身也是腫的一種，吃茄子可謂對症下「藥」；當癌腫周圍有炎症時，食用茄子大有裨益。

茄子其他吃法

茄子還有很多吃法。例如，將茄子切成塊，加入適當的植物油、醬油、薑末等，放在鍋裡燜，至爛即成油燜茄子。將茄子蒸熟，劃開，加點醬油、蒜泥，再澆點麻油，吃起來別有一番風味。將整根茄子削皮，然後切片，放在水中燙過；取出來另外加水、鹽，燜爛，不加醬油，非常好吃。還可將整根茄子削皮，放在沸水中泡過，然後用豬油炒，加上甜醬，味道甚美。

2.黑米琵琶蝦

中國烹飪大師國家級評委、高級烹飪技師　阮汝瑋

【用料】：黑米，草蝦。

【製法】：黑米用水浸泡透，取出，拌少許油上籠蒸熟。草蝦剝去身殼（留尾殼），洗淨後用蔥薑水、料理酒、鹽調味。用黑米包裹蝦身，上籠蒸透，取出，用調味汁蘸吃，或澆上調味汁即可。

【功效】：黑米又稱墨米、紫糯。米粒外皮黑色，胚乳白色，具有特殊香氣。除用作主食外，也可用於製作菜餚。中醫認為其味甘、性平，具有益氣補血、健脾開胃、暖肝潤肺的功效。

3.四味紅番薯泥

軍事醫學科學院四所營養與食品科學研究室研究員　郭長江

【配方】：紅番薯、松仁、瓜仁、葡萄乾、枸杞、白糖、植物油。

【製法】：紅番薯洗淨，切大塊，上籠蒸熟取出，剝去外皮，壓成泥狀，放入適量白糖、油攪勻。紅番薯泥放盆中做成饅頭狀，

外表對稱黏貼上枸杞、瓜仁、葡萄乾、松仁，頂尖放一粒熟蓮子，再上籠略蒸取出。鍋內燒糖水略勾芡澆上即可。

【功效】：益氣滋陰、潤腸通便。

防癌冠軍紅番薯

古代文獻記載，紅番薯有「補虛乏，益氣力，健脾胃，強腎陰」的功效，使人「長壽少疾」，還能補中、和血、暖胃、肥五臟等。當代《中華本草》稱其「味甘，性平，歸脾、腎經，補中和血、益氣生津、寬腸胃、通便祕」。在日本國家癌症研究中心公布的20種抗癌蔬菜中，紅番薯高居首位。有關紅番薯抗癌的功能，目前尚不十分清楚，有研究證實其所含的脫氫表雄甾酮能有效抑制乳癌和結腸癌的發生。多吃紅番薯，還可降低血膽固醇，對防止血管硬化有利。

4.無花果果醬

上海中醫藥大學附屬岳陽中西醫結合醫院主任醫師、教授　趙章忠

【配方】：無花果1500克、白糖500克。

【製法】：無花果去皮，搗爛。將無花果泥攤於平底鍋內，於小火上煎熱（注意防止燒焦），加入白糖，攪勻溶化，即成果醬。冷卻後，將無花果果醬裝入玻璃瓶內，避光保存。

【用法】：每次食用15克，每日2次。

【功效】：無花果為桑科植物。無花果的乾燥花托，不僅含有豐富的糖類、有機酸、維生素、無機鹽等營養成分，而且有健脾胃、清濕熱、消腫解毒及潤腸通便的功能。現代實驗研究也證明，無花果能降低血脂，並含有抗腫瘤成分，可抑制癌細胞的形成。因此，長期服用無花果果醬可延緩衰老，並輔助治療惡性腫瘤。

5.奇異果紅棗茶

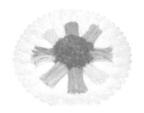

浙江中醫藥大學主任醫師　金國梁

【配方】：新鮮奇異果50～100克，紅茶3克，紅棗25克。

【用法】：奇異果洗淨，與紅棗一起加水1000CC煮沸，至水約剩500CC時，加入紅茶，煮沸1分鐘即可。

【功效】：健脾益氣，解毒防癌。

6.豐收黑木耳

阮汝瑋　醫師

【用料】：黑木耳，冬筍，胡蘿蔔，洋蔥，西芹等。

【製法】：黑木耳、冬筍、胡蘿蔔、洋蔥、西芹分別下開水稍燙，撈出切成細絲。黑木耳放盤中間，其他原料對稱圍邊。另取小碗，將糖、鹽、醬油、雞精、香醋、辣椒油、芥末油等放入，並攪拌成調味汁，上桌灑在菜上，拌勻即可食用。

【功效】：黑木耳呈耳狀或葉狀。膠質半透明，有彈性，初為紅褐色，乾燥後呈深褐色，近黑色。黑木耳有較多的蛋白質、碳水化合物及礦物質，有潤肺、清腸作用。

作者經驗

　　上述三款保健防癌美食均以黑色食品為主料。黑色食品主要是指含有黑色素的糧、果、蔬、菌、禽、水產類原料。常見的有黑米、黑麥、黑豆、黑芝麻、黑木耳、香菇、海帶、海參、烏骨雞等。現代醫學認為，黑色食品營養豐富，還富含維生素、微量元素等，常吃黑色食品具有補腎、防癌、美容、保健、益壽等獨特功效。

延伸閱讀

防癌水果排行榜

軍事醫學科學院主任　郭長江醫師

　　世界癌症研究基金會與美國癌症研究會透過大量研究調查發現，水果對不同癌症的抗癌效果是不同的，結論如下：常吃水果對口腔癌、食道癌、肺癌、胃癌具有十分有效的預防作用，對喉癌、胰臟癌、乳癌、膀胱癌也具有一定的預防作用，對卵巢癌、甲狀腺癌、子宮頸和子宮內膜癌可能有一定的預防作用。近年還

發現，常吃水果對結腸癌、直腸癌也有預防作用。一些水果對特定癌症還具有特異性的預防作用，如常吃番茄對前列腺癌具有十分明顯的預防作用。科學家還採用細胞培養法研究水果的抗癌作用，結果發現，一些水果提取物對癌細胞的生長具有直接的抑制作用，其抗癌細胞活性的排列順序如下：

◆ 抗肝癌細胞：越橘、檸檬、蘋果、草莓、紫色葡萄、香蕉、葡萄柚、桃。

◆ 抗結腸癌細胞：沙棘、玫瑰果、藍莓、越橘、李子、蘋果皮、櫻桃、水梨、山莓。

◆ 抗乳癌細胞：沙棘、玫瑰果、越橘、藍莓、李子、水梨、蘋果皮、山莓、櫻桃。

【註】1.越橘，又稱「山桑子」或「覆盆子」，越橘有很深的天然色素，遠比藍莓的顏色更深，這也是活性成分的主要來源，而其最主要的活性成分就是花青素，花青素是一種生物類黃酮。花青素存在於許多的天然蔬果中。

2.沙棘（英語：sea-buckthorn）是一種落葉性灌木，其特性是耐旱、抗風沙，可以在鹽鹼化土地上生存，因此被廣泛用於水土保持。中國西北部大量種植沙棘，用於沙漠綠化。沙棘果實中維生素C含量高，素有維生素C之王的美稱。

九、癌症輔治

腫瘤患者除了自身疾病特有的症狀外，還普遍受食欲不振、噁心嘔吐、便祕、腹瀉、疼痛等困擾，影響生活品質和營養狀況，導致免疫力低下、對抗癌治療的耐受力下降，影響治療。中醫藥膳在改善腫瘤病人的臨床症狀方面有獨特優勢。

◎在腫瘤的治療中，藥膳只起輔助作用，不要過分熱中於尋訪「祕方」而忽視正規治療。

1.紅燒墨魚

婦科癌最宜

復旦大學附屬腫瘤醫院主任醫師、教授、上海市名中醫
于爾辛

【製法】：將烏賊洗淨，去外皮，加醬油、水，用微火燉酥，整
隻取出。吃的時候，撕成條，盛入碗中。或者在燒紅燒肉的時
候，同時加入烏賊即可。

【功效】：《黃帝內經》中記載有用烏賊治病的一個藥方。這個
藥方叫「四烏賊骨一蘆茹丸」，即主要由烏賊和蘆茹組成。蘆
茹，現在稱為茜草。該藥方至今仍常用於治療婦科疾病，如「經
漏」、「血崩」等，包括婦科癌腫有陰道出血的。烏賊富含營
養，具有「益氣強志」功用。它不光是對婦科癌腫病人有益，其
他身體虛弱者也可以食用。

癌腫病人能不能吃海產？

烏賊又叫墨魚、目魚。由於它是一種海產，不少癌腫病
人是不吃的。關於癌腫病人忌海產的說法，是不科學的和沒
有根據的，海產不僅大多對癌腫病人有益，而且味道特別鮮
美。將烏賊骨磨成粉，加入其他一些中藥，還能夠治療胃潰
瘍。烏賊蛋同樣是好東西，也有治療腹部癌腫的作用。由此
可見，雖然烏賊是海產，卻是一種貨真價實的抗癌食品。

2.西瓜玉米鬚

寧波市鼓樓醫院主任藥師　常敏毅

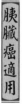
口腔癌最宜

【配方】：西瓜1個（約3000克），玉米鬚約125克。冷開水適量。

【製法】：將西瓜洗淨，切開，瓜瓤切細後，同玉米鬚一起放入鍋內冷水中。用大火煮沸約30分鐘（注意勿使沸後溢出鍋），待西瓜、玉米鬚汁已呈膠狀時熄火，用紗布濾去渣滓。將瓜肉膠汁倒入小布袋內，放回鍋中，另加冷開水，再用大火煮2小時，存濃縮240～480CC。用小火慢熬3小時，果糖呈咖啡色，再熬2小時，即呈黏稠狀，將其移放於玻璃瓶中，放在冷暗處即成。每次20～50克，開水烊化後服完。

【功效】：清熱通淋，解毒消腫。

3.南瓜飯

常敏毅醫師

胰臟癌適用

【配方】：白米250克，南瓜200克。食用油、青蔥、冷水等適量。

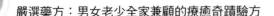

【製法】：將食用油、蔥和削皮切塊的南瓜在鐵鍋內略炒，將洗好的米連水一起倒入鍋中，蓋上鍋蓋，慢慢煮至鍋內散發出焦香為止。掀開鍋蓋，用大鍋鏟翻攪均勻即成。

【功效】：益心斂肺，解毒止痛。

作者經驗

　　本膳主要適用於胰臟癌血糖增高、口腔癌熱毒紅腫者。南瓜不僅含有人體必需的多種營養素，而且被認為是防治某些癌症的食療佳品。

4.薏仁燉雞

常敏毅　醫師

【配方】：雞1隻，薏仁50克，柳丁250克。酒、鹽、蔥花、薑絲、胡椒各適量。

【製法】：雞以1200～1500克為宜。洗淨，將雞肉連骨切塊，放入深鍋內，加水適量，放入薏仁。燒至雞肉煮爛拆骨為準。加入酒、鹽、蔥、薑、柳丁（擠汁）等調味即成。

【功效】：補益元氣，健脾滲濕。本膳主要適用於子宮絨毛膜上皮癌轉移者。

5.奇異果半枝蓮煎

浙江中醫藥大學附屬第三醫院消化科主任醫師、教授、博士生導師　金國梁

【配方】：鮮奇異果100克，鮮半枝蓮30克。

【用法】：洗淨共搗爛，加溫開水200CC，濾取汁飲用，每日3次。

【功效】：有清熱解毒作用，適合消化道腫瘤患者。

延伸閱讀

辨顏色吃水果抗癌

軍事醫學科學院四所營養與食品科學研究室主任、中國營養學會常務理事兼特殊營養分會主任委員　郭長江

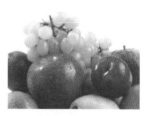

　　科學家發現，不同顏色的水果含有不同的抗癌物質，紅色水果（如草莓）中抗癌有效成分可能是一種被稱為花色素苷的物質，黃色水果（如檸檬）中所含的抗癌有效成分可能是柚苷，綠色水果（如青蘋果）中的抗癌有效成分可能是葉黃素或玉米黃質素，紫／藍色水果（如紫色葡萄）中則可能是酚酸和花色素苷。

　　中國營養學會在膳食指南中建議每天吃100～200克水果。由於不同水果的抗癌成分差異較大，為了達到最佳的抗癌效果，專家建議將水果分成紅、黃、綠、紫／藍和白色5類，推薦每天每一類水果均吃一份。另外，果皮（如蘋果皮、葡萄皮等）相對果

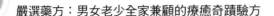
肉而言，含有更為豐富的抗癌有效成分，食用此類水果時，應在充分浸泡、洗淨後，最好連皮帶肉一起吃。水果原汁也具有抗癌活性，每天可以飲用相當數量的水果原汁1～2次，以代替相應的水果。

水果顏色分類表

藍色：紫色：黑莓、藍莓、李子、黑醋栗、紫葡萄、葡萄乾、紫色無花果

綠色：鱷梨、青蘋果、哈密瓜、白葡萄、奇異果、菩提果、青梨

白色：香蕉、褐色梨、棗、白蜜桃、白粉桃

黃色、橘黃色：黃蘋果、杏、甜瓜、黃色無花果、葡萄柚、檸檬、芒果、蜜桃、柳丁、木瓜、桃、黃梨、柿子、鳳梨、橘子

紅色：紅蘋果、櫻桃、越橘、提子、紅梨、草莓、西瓜、石榴、山莓

6.清燉甲魚

復旦大學附屬腫瘤醫院主任醫師、教授、上海市名中醫　于爾辛

【製法】：先殺好甲魚，放血，洗淨。然後去除甲魚的內臟，有

時腹內有「蛋」，俗稱「王八蛋」，有些人喜歡吃，也可留下；如不吃，就去掉。再放在碗中，切開或整隻均可，並加入黃酒、蔥、薑，也可以加火腿片、枸杞，有時還可放一些白果肉。最後將碗放在鍋中，隔水燉至熟，即可食用。

【功效】：甲魚除了味道鮮美外，還有不少輔助治療的作用。它能「滋陰」「益氣」「補虛」「調中」。處於康復期的癌腫患者，身體比較虛弱；或者經過手術、電療、化療者，常出現「陰虛」「氣虛」的情況，都可食用甲魚，以補益身體。它還能「去痞疾」，治療「息肉、陰蝕、痔核、惡肉」，以及「痃癖」等。這些名詞聽起來都比較怪，現已很少使用，其實是泛指惡性腫瘤和良性腫塊。因此，癌腫患者食用甲魚，確實有一定價值。

作者經驗

社會上流傳一種說法：患癌腫的人就應該吃甲魚。也許正是這個緣故，甲魚的價格被炒得十分高昂。實際上，甲魚偏於補陰，不是屬於陰虛的癌腫患者，不宜多吃。而且「滋陰」「補氣」「軟堅」的食品很多，絕非甲魚一種。如果經濟條件有限，吃其他同類食品也一樣有益，不必去湊熱鬧。更為重要的是，甲魚比較滋膩，難以消化。當癌腫患者消化不良的時候，則不宜吃。

癌腫患者在治療期間，往往因藥物作用而胃口不好，所以也不要勉強地去吃甲魚，否則，反而會造成消化功能更差。還要注意，一定要燉熟。

筆者曾經看到，有的家屬將沒有熟透的甲魚給患者食用，結果導致腹瀉，使病情惡化。因為甲魚營養豐富，極利於細菌繁殖，所以寧可多燉些時間。

7.抗癌「三劍客」

原上海市中醫醫院腫瘤科　方震宇醫師

【**配方**】：枸杞、薏仁、人參。

【**用法**】：枸杞，直接嚼服或泡水後將枸杞渣全部吃完。推薦量為每天30～50克，可以長期服用。薏仁，每天用50～100克熬粥或燉湯。由於其有效成分煎煮後會有所破壞，打成粉狀吞服效果更佳。人參，每天服用3～5克，如果出現異常的胃口下降、興奮難眠等與服用人參有關的不適症狀則停服。停服後如上述症狀得到改善，說明該患者不適合服用人參。如果服用後沒有大的反應，則可逐漸將每日的服用量加至10～12克。

【**功效**】：枸杞扶正固本，生精補髓、滋陰補腎。薏仁是一味具有健脾化濕功能的中藥，可有效改善腫瘤患者的胃口不佳、舌苔白膩、身體困乏等「濕濁」症狀。人參對腫瘤患者的調補很重要，甚至有不可替代的作用。人參，現在主要指生曬參。它不光可以改善腫瘤患者的咽乾、噁心、消瘦、胃口不佳等不良反應，而且其提高免疫力的功效最為顯著。

> **作者經驗**
>
> 　　在臨床實驗中，筆者總是推薦枸杞、薏仁、人參作為癌症患者的常用補品，因效果特殊所以稱之為「三劍客」。

8.柚子肉燉雞

寧波市鼓樓醫院主任藥師　常敏毅

【配方】：雄雞1隻（約1000克），柚子2個，料理酒、生薑、蔥、食鹽各適量。

【製法】：雄雞去毛和腸雜，洗淨。柚子去皮留肉。將柚子肉放入雞腹內，加蔥、薑、黃酒、鹽等，隔水燉熟即成。每週服一次，連服三週。

【功效】：理氣補虛，消食抗癌。

【注意】：本膳主要適用於原發性支氣管肺癌氣喘、咳痰者。需要指出的是，長期吃柚子，最好增添一些含維生素A豐富的雞肝、豬肝之類的食品，因為柚子吃後會產生的一種醛類，破壞了維生素A。

延伸閱讀

癌症病人怎麼吃膏方

復旦大學華山醫院主任醫師　陳健民

由於癌症病人大多數是正氣不足，氣、血、陰、陽虛相兼，因此，服用由多種滋補藥物、膏及輔助品共同組成的膏滋藥，遠比單純食用一味滋補品更全面、更加對症、效果更好。

市售有名的滋補膏非常多，但由於其處方固定，很難適用於每個癌症病人。如市售的十全大補膏中內含黨參、黃耆等五味補

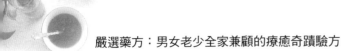
氣藥，當歸、白芍等四味補血藥，溫陽藥肉桂一味，比較適合氣血兩虧、陽氣不足的癌症病人；而熱性體質的癌症病人服用就不適合，服後會覺得太熱，胃不舒服。理想的膏滋藥應該是一人一方。最好能請有經驗的中醫師開具。

　　癌症病人在服膏滋藥前，應先服「開路」藥。這是因為不少癌症病人均有邪正兼見的情況，如在邪氣尚未祛除時進食膏滋藥，將影響膏滋藥的消化吸收。癌症病人的邪兼有熱、瘀、濕三種情況（熱表現為舌尖紅、口乾、便祕、尿赤；瘀表現為舌青紫、瘀點、瘀斑，或舌下脈曲張紫黑；濕表現為舌苔厚膩、胃口差、泛惡等），祛邪主要透過服用以祛濕、熱、瘀等邪為主的各種湯劑「開路」。

　　還有一些癌症病人，雖無濕、熱、瘀等邪氣存在，但卻屬於「虛不受補」，即病人胃氣極差，服用含野山人參等滋補品的膏滋藥時，會感覺胸悶胃脹、泛惡等。這種病人應先由中醫師開出補脾健胃、和中理氣湯劑的「開路」藥。一般地說，癌症病人應在服用膏滋藥前一個月左右服「開路」藥。

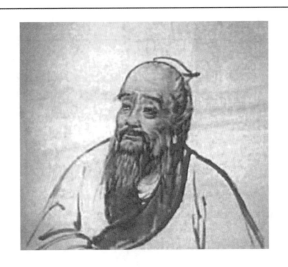

十、電療反應

　　癌症者在接受放療過程中常出現放射性食道炎、口腔炎、白血球減少等，這是因放射線作用而出現的併發症，中醫中藥對此有很好療效。

◎ 保護食道：蛋清糊
◎ 保護唾液腺：銀翹湯
◎ 保護血象：升白茶

1.蛋清糊

保護食道

上海交通大學醫學院附屬新華醫院電療科　王香果醫師

【配方】：雞蛋清、慶大黴素。

【製法】：每次先將一只新鮮雞蛋洗淨，然後用75％酒精消毒外殼，再把雞蛋兩端輕輕敲破，將雞蛋清倒入盛有8萬單位慶大黴素製劑的小杯中，調勻即可服用。

【用法】：每天服藥兩次，時間安排在早餐後和晚上臨睡前。

【功效】：由於雞蛋清的黏滯作用，使慶大黴素在食道黏膜上停留的時間延長，以充分發揮其消炎作用。實驗證明，放射性食道炎患者在服用雞蛋清和慶大黴素混合劑2～3天後，食道部位的疼痛明顯減輕，5～7天疼痛基本上就會消失，一般沒有反覆情況出現。

> **作者經驗**
>
> 　　從理論上講，食道對放射線的耐受量較高，但在實際醫療過程中，效果卻要大打折扣。當放射量僅為耐受量的1/3時，患者就已感到下嚥困難和疼痛，結果造成情緒波動，使其喪失戰勝癌症的信心。

　　放射性食道炎屬於一種物理性損傷，與燙傷較相似。

民間流傳的療燙火灼傷，破雞蛋取白而塗之的驗方，啟發我們試用雞蛋清和慶大黴素混合劑治療放射性食道炎。

　　經試用後發現，雞蛋清與慶大黴素混合在一起，對食道黏膜有保護和消炎作用。大多數患者樂意接受這種輔助療法，且幾乎都能順利地完成了電療計畫。

　　雞蛋清來源豐富，慶大黴素價格低廉，混合劑由手工製作，方法比較簡單，所以花費不大，患者都能承受得起。值得推廣。

　　【註】慶大黴素是一種氨基糖苷類抗生素，主要用於治療細菌感染，尤其是革蘭氏陰性菌引起的感染。慶大黴素能與細菌核糖體30s亞基結合，阻斷細菌蛋白質合成。慶大黴素是為數不多的熱穩定性的抗生素，因而廣泛應用於培養基配置。為中國獨立自主研製成功的廣譜抗生素。

2.銀翹湯 臨床方

四川省腫瘤醫院核醫學科副主任醫師　武鴻文

【配方】：金銀花20克，連翹20克，山豆根15克，桔梗15克，生地15克，生甘草10克，玄參20克，麥門冬15克，天冬15克。

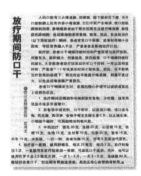

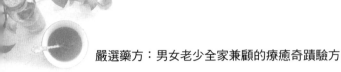

【用法】：水煎服。

【功效】：清熱解毒、養陰生津，可緩解鼻咽癌電療期間的口乾咽燥。

作者經驗

　　鼻咽癌患者由於放射線照射範圍無法避開唾液腺，射線損傷腺細胞，造成腺細胞逐漸萎縮、脫落。因此，在放療期間，患者常常口乾唇裂，進食時吞嚥十分困難，導致營養攝入不足，嚴重者甚至影響治療計畫。大多數患者電療結束後半年口乾好轉，一年以後明顯好轉，嚴重者1～2年或更長時間才能恢復。患者口乾咽燥時，家屬的精心護理可以減輕或延遲上述損傷反應。

　　1.電療期間忌菸酒和辛辣刺激性食物，少吃糖，經常用淡鹽水漱口。

　　2.自備茶水或飲料，口乾即飲，以溫潤口咽；或口含烏梅、西瓜霜、西洋參、喉片及維生素C片，以止渴生津。口咽部乾痛時，可局部噴龍角散。

　　3.在醫生指導下服用藥物改善口乾。注意：近期有胃腸道潰瘍、高血壓或心血管病者禁用。

＊類似功效驗方參見本書「烏梅膏」簡介

3.清咽飲 臨床方

上海中醫藥大學附屬龍華醫院腫瘤科主任醫師　鄭堅

【配方】：膨大海50克，麥門冬50克，金銀花30克，桔梗30克，生甘草30克。

【用法】：沸水沖泡，代茶飲。

【功效】：防治放射性口腔炎。

作者經驗

頭頸部腫瘤，特別是鼻咽癌患者在接受放射治療時，由於腮腺、唾液腺均在照射範圍內，放療後腮腺及唾液腺功能受抑制。口腔內的腺體分泌減少，口腔的自潔作用消失，常有口乾、咽部乾痛、口腔潰瘍等症狀。

此時可常備一個水瓶，經常濕潤一下口腔，每天飲水量在2500CC以上。經常用金銀花、麥門冬泡水喝，使口腔黏膜濕潤。也可以用清咽飲代茶飲。潰瘍局部自行噴塗西瓜霜噴劑或錫類散噴劑，並做張口運動，使口腔黏膜皺襞處充分進行氣體交換，破壞厭氧菌的生長環境，防止口腔繼發感染。

另可自配淡鹽水漱口，以保持口腔清潔，每日4～5次。淡鹽水的配製方法是：在500CC溫開水中加氯化鈉（熟鹽）3～4克（約小半匙）即可。含漱口時用鼓頰和吸吮交替做漱口動作1～2分鐘，以清除鬆動的牙垢。

4.奇異果

上海中醫藥大學附屬岳陽中西醫結合醫院主任醫師、教授　趙章忠

【用法】：食道癌、骨腫瘤等電療、化療期間常吃鮮果。
【功效】：有調中下氣、止嘔作用。

水果金礦奇異果

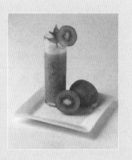

　　中醫認為，奇異果性寒味甘酸，歸腎、胃經，具有調中理氣、生津潤燥、解熱除煩、利尿通淋、和胃降逆的功效。現代食品研究則發現，在各種水果中，奇異果營養成分含量最豐富、最全面，不含膽固醇；維生素C量及食用纖維素含量達到優秀標準，被稱為「水果金礦」。更令眾多研究者稱奇的是，奇異果還有特殊的藥用價值。它能提高機體的免疫功能，能抗突變、抗癌變、抗衰老，有保肝護肝、降血脂、降血壓、預防心血管疾病和陽痿等功能。奇異果的天然抗氧化劑維生素C含量非常高，而且可能有一個相互協同的抗氧化體系。因此，學者認為奇異果有抗衰老和養顏美容作用。

＊相關驗方參見本書「奇異果半枝蓮煎」、「奇異果紅棗茶」。

5.耆杞升白茶

成都中醫藥大學教授　劉繼林

【配方】：黃耆25克，枸杞15克，茶葉6克。

【用法】：加水煎沸10分鐘，分2～3次飲，每日一劑。

【功效】：適用於因電療、化療而出現白血球減少、疲倦乏力者。

6.大豆及豆製品

保護腸道

第二軍醫大學營養科主任，主任醫師、教授　蔡東聯

【原料】：黃豆、青豆、黑豆、褐豆等各類大豆。

【用法】：除喝豆漿外，也可食用豆腐、豆干、百葉等各種豆製品。每天吃100克以上的豆類和豆製品，數量應佔總蛋白的20%以上，消化系統或腹部腫瘤接受電療的患者尤其適宜食用。不管是否發生放射性腸炎，都應多吃豆製品。

【注意】：不要吃整粒的大豆。因為接受電療的患者，尤其是腹部直接接受照射者，其消化吸收功能或多或少都有不同程度的減退，而豆製品比大豆更容易消化吸收。

【功效】：防治放射性腸炎。

　　不同的大豆營養成分不同，但都含有大量的蛋白質和不飽和脂肪酸。大豆蛋白質含有人體所需要的所有胺基酸，其中穀氨醯胺的含量非常豐富。由於穀氨醯胺具有明顯的抵抗放射線對腸屏障損害的作用，促使受放射線損傷的腸黏膜再生，所以，可用於防治放射性腸炎。

　　腫瘤患者腹部接受電療後，放射線會損傷腸道，引起放射性腸炎。此時，患者體內對穀氨醯胺的需要量大大增加，是自身合成穀氨醯胺量的若干倍。穀氨醯胺不足，蛋白質合成減少，小腸黏膜萎縮，免疫功能低下，腸屏障受到破壞，細菌或毒素就會乘虛而入，導致胃腸功能減退。為此，腫瘤患者在接受腹部電療前，應及早食用比平時更多的大豆蛋白質，給機體提供足夠的穀氨醯胺。

　　此外，多食大豆蛋白質還有保護肝功能、預防和治療肝昏迷的作用。因為大豆蛋白質中的支鏈胺基酸有保護肝臟功能的作用，在腸道內所產生的氨（是一種代謝產物，在體內堆積有害健康）比動物性蛋白質低。

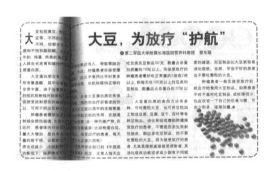

7.京萬紅燙傷膏

市售OTC

上海中醫藥大學附屬龍華醫院腫瘤科主治醫師　朱曉虹

【用法】：外塗放射性皮炎患處，每日4～6次。
【功效】：減少炎症反應和促進皮膚癒合。

作者經驗

電療進行到一定時間，皮膚可能發生較嚴重的電療反應，即所謂的「濕性反應」：接受放射治療的照射區皮膚出現乾燥、刺癢、脫屑及色素沉著，還可以發生潰破、流水等現象。此時要充分曝露破潰區，減少局部的摩擦，切忌搔抓。局部可應用減少炎症反應和促進皮膚癒合的藥物，除京萬紅燙傷膏外，還可用黃耆、大黃、黃連、黃芩、黃柏等分，製成油膏，外塗患處。中藥油膏除清熱解毒之外，尚有益氣生肌之功。

8.靈芝升白茶

成都中醫藥大學中藥學教授、博士生導師　劉繼林

【配方】：菌靈芝（研末）、茶葉各10克，枸杞12克。

【用法】：用沸水沖泡，分2次飲，每日一劑。

【功效】：適用於從事礦區、建築、電器、放射醫療等工作，受到輻射損害而出現頭昏、疲倦、白血球減少者。

延伸閱讀

古靈芝今煥新采

中國科學院南京地理與湖泊研究所　姚功友

靈芝像一把小傘，傘面是靈芝的菌蓋，是靈芝子實體含功效成分較高的部分。它能「治虛勞」「益精氣」「好顏色」「堅筋骨」，在中華五千年的歷史長河中演繹過一個個神奇的故事。

現代研究證實，靈芝所含的多糖、三萜類化合物分別具有抗腫瘤、調節免疫、降血糖、降血脂、抗氧化、抗衰老和止痛、鎮靜、解毒、保肝、抑制腫瘤細胞等作用。但是，傳統的煎煮方式很難使靈芝的有效成分釋放出來。

靈芝是透過靈芝的孢子發育繁殖而成，孢子濃縮了靈芝的精華，大約1000千克靈芝才能獲得1千克孢子。靈芝孢子內含有大量的多醣和三萜類化合物，對肺癌、食道癌、胃癌、肝癌、結腸癌、子宮癌、乳癌、白血病等有輔助療效。

研究證實，靈芝孢子對體外腫瘤細胞的抑制率達90％以上。但靈芝的孢子壁質地堅韌，耐酸耐鹼，如不破壁，很難消化。破壁孢子的多糖溶出要比未破壁的孢子高9.2倍。破壁後，其內的有效成分則可以被人體吸收利用，能減輕腫瘤病人在治療中出現的白血球減少、食慾減退等副作用，可增強免疫功能，提高腫瘤患者對電療、化療的耐受性，使不能接受手術或電療、化療治療的晚期癌症患者，再獲治療良機。

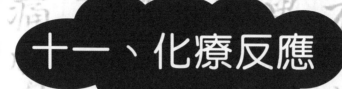

十一、化療反應

很多腫瘤手術切除後需要加用化療，但開刀傷元氣，化療又會殺傷正常組織細胞。所以有些腫瘤患者很難完成化療的全過程。中醫中藥是理想的化療保護劑，能「扶助正氣，培植本元」，而且可以透過中藥、食療、敷貼、按摩等多種途徑實施。

◎ 抗癌扶正第一要藥：西洋參
◎ 預防化療性靜脈炎：蘆薈外敷
◎ 減輕化療嘔吐：口含生薑
◎ 解析網上流行「治癌祕方」：五行蔬菜湯

1.蘆薈外敷

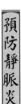

浙江省金華廣福醫院　胡華莉醫師

【配方】：新鮮蘆薈葉片（約15公分×5公分）。

【用法】：將蘆薈洗淨、擦乾，用小刀將其從中間剖開備用。將新鮮蘆薈葉片放在穿刺點上方2公分處外敷，外覆紗布並用膠布固定（針眼除外，防止污染引起感染）。每次使用1塊；2小時更換1次，直到化療結束。

【方解】：蘆薈屬百合科常綠植物，含有大量蒽醌類化合物、多種人體必須胺基酸及豐富的活性酶等，能改善免疫功能，增加白介素，具有清熱、消除毒素、消除有毒自由基、促進細胞再生和傷口癒合等作用。

【功效】：預防化療性靜脈炎。

> **特別提醒**
>
> 使用前，必須詢問患者有無過敏史。對屬於過敏體質的患者，需先做過敏試驗。前先取一小塊（2公分×2公分）蘆薈葉敷於上肢前臂內側皮膚上，15～20分鐘後觀察皮膚是否有紅、癢、皮疹等過敏反應。若無反應，方可使用。

作者經驗

　　化療採用靜脈輸注化學藥物時，因藥物毒性較大、刺激性強，可致血管內皮細胞損傷，從而引起不同程度的靜脈炎，輕者局部出現紅、腫、熱、痛，重者則呈條索狀靜脈栓塞，乃至皮膚潰瘍。我們觀察下來，發現使用蘆薈的化療病人組靜脈炎的發生率和程度顯著降低。而且，蘆薈對於預防

不同化療藥物組合的靜脈炎均有效果，外敷時間越早越好。一般在化療開始3天內使用，預防靜脈炎的效果更佳。

2.大黃外敷

上海中醫藥大學附屬龍華醫院　陳傳芬

【配方】：生大黃（磨粉）、麻油。

【用法】：對已經發生化療性靜脈炎的患者，用酒精清潔患部。用麻油將生大黃粉調成糊狀，均勻地攤在消毒紗布上。紗布大小視患處面積而定。將紗布包圍患處，包紮固定，24小時換藥1次。若有創面，可先用生理鹽水清洗創面後換藥。

3.西洋參

上海中醫藥大學教授，中華中醫藥學會方劑專業委員會委員　宋經中

【配方】：野生西洋參3～5克。

【用法】：將野山參用溫水泡3分鐘後，略加沖洗（沖洗

時不要損傷野參表皮），切成薄片，加滾水蒸30～45分鐘，或加水450～600CC煎煮15分鐘，於早、晚飯前1小時服用，並可再次加水蒸煮，分2～3次於一天之內服完；也可滾煮3分鐘，分2～3次嚼化服用。

【注意】：服參期間，不應同時飲用咖啡、茶及含有咖啡因的飲料。

【方解】：原產美國、加拿大的西洋參，即美國人參，是中藥中一味重要的補虛藥。其味苦微甘，藥性偏寒（也有認為不熱不寒的），具有補氣養陰、清火生津的功效，對陰虛火旺、喘咳痰血、熱病氣陰兩傷等病症有很好的療效，平素津液不足、口乾舌燥者，也可經常服用。

近年來，臨床上對各種癌症患者進行電療、化療的同時使用西洋參，可減輕和緩解電療、化療的副作用，或用於手術後及電療、化療後的調理，被視為中醫在癌症治療中用於「扶正」的第一要藥。

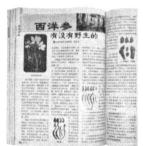

怎樣分辨野生和人工西洋參及花旗參

美國生產的西洋參按其生長種植情況可分為野生、半野生及人工種植三種。

美國野山參：野生西洋參通常稱美國野山參，又名西洋野參，也稱野泡參，生長於美國東中部及東北部的密林中，而以產於賓夕法尼亞州及紐約州北部原始森林中的品質最佳。野山參生長

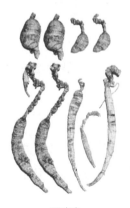

野山參

期為10～30年，有蘆頭，蘆頭上有一節一節的凹點，每節凹點代表參齡一年，但第一年沒有。因此蘆頭上如有10節凹點，參齡就為11年。蘆頭越長，凹節點越多和橫紋越多，即參齡越長，品質越好。

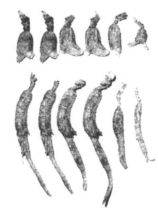

半野山參

半野生西洋參：半野生西洋參通常稱美國半野山參，又名移種野參、放山參或移山參。半野山參係將野山參種子人工播種於天然森林中，或將野山參幼苗移種於密林裡，平均參齡為7～9年。半野山參也有少許蘆頭，在蘆頭上一節凹點也代表一年參齡。與野山參一樣，第一年也沒有凹點。參表面也有排列比較規則的橫紋，但橫紋少於野山參，其甘苦而香的參味也稍遜於野山參，而其品質和效用比人工種植的要好很多。

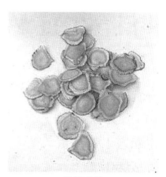

花旗參片

花旗參：人工栽培的美國人參又名花旗參，也稱西洋參或人工種植參，平均參齡3～5年，係在農場採取人工遮陽法種植。人工種植參沒有蘆頭，但參頭上有2～3個凹點，一個凹點代表參齡一年，第一年也沒有凹點，因此2個凹點即表示參齡為3年。大部分參面皺紋淺且無排列規則。其味道與野山參、半野山參相比要淡許多。90%以上的美國花旗參產於威斯康辛州農場，大部分花旗參茶和花旗參丸是以威州農場長枝花旗參及參鬚節加工製成，部分參根節與小枝參加工後為市售的西洋參。

　　人們一般可能會以為西洋參質地硬而重才好，實際情形恰恰相反。野山參質地輕盈，因此同等重量的野山參支數要比花旗參多出1倍以上，其價格則卻是花旗參的10倍或更多，其功效自然也不可同日而語。半野山參質地比野山參略重，但卻比農場人工花旗參輕，其價格介於花旗參和野山參之間。

4.口含生薑

上海疾病預防控制中心副主任　郭常義

化療前用效佳

【配方】：鮮薑（切薄片）。

【用法】：上午化療前不強制患者進食，讓其口含一片薄薑，利用鮮薑止嘔和溫中散寒的作用。下午趁化療藥物的毒性高潮期已過，可分多次、少量進餐，以維持患者獲得足夠的熱量和營養補充。

【功效】：溫中止嘔。

【方解】：生薑是助陽之品，含有揮發性薑油酮和薑油酚，具有活血、祛寒、除濕、發汗等功能，此外還有健胃止嘔、驅腥臭、消水腫之功效。接受化療的癌症患者，由於發生條件反射性嘔吐，健康受到嚴重損害。可以用薑來輔助、調理癌症患者的飲食，減少嘔吐，增加飲食，使免疫功能增強。

5.黃連止吐茶

山東淄博延強醫院院長、副主任醫師　黃衍強

【配方】：黃連3克，紫蘇葉3克，薑半夏6克，竹茹6克。

【用法】：將黃連、薑半夏搗碎連同紫蘇葉、竹茹放入蓋杯內，加開水沖泡，代茶頻飲。每日一劑。

【功效】：緩解白血病及惡性腫瘤患者在接受化療治療時出現的噁心、嘔吐。

6.半夏止吐貼

黃衍強　醫師

【配方】：半夏、生薑各等分。

【用法】：將半夏、生薑共同搗為泥狀，塗在肚臍上，外用紗布、膠帶固定。每日一換。

【功效】：緩解白血病及惡性腫瘤患者在接受化療治療時出現的噁心、嘔吐。

7.炙雞內金粉

第二軍醫大學附屬長海醫院中醫科副主任醫師　蘇永華

【配方】：炙雞內金粉適量。

【用法】：適量外敷，或用舌頻頻蘸取，塗於患處。也可取藥煎湯漱口或少量頻飲。

【功效】：一般用藥1～2天，疼痛即明顯減輕，多數患者口腔黏膜糜爛或潰瘍在一週內痊癒。

作者經驗

　　腫瘤的電療和化療，可造成多種口腔併發症，其中最常見的是口腔黏膜炎。主要表現為口腔部位灼熱疼痛，重者吞嚥障礙，甚至飲水也會發生困難。臨床檢查可見患者口腔黏膜糜爛或潰瘍。

　　在接受大劑量電療、化療的腫瘤患者中，口腔炎的發生率高達40%～60%，某些患者甚至會反覆發作，經年不癒，不僅增加痛苦，而且嚴重影響腫瘤的治療。目前，對口腔炎的治療多採用止痛、抗感染、抗真菌藥物或細胞保護劑，但療效不佳。

　　用中藥豆豉研末或用炙雞內金研末外治口腔炎，療效很好。具體用法：豆豉粉或用炙雞內金粉適量外敷，或這兩種藥物都源於食物，炙雞內金為雞沙囊內壁煅炒而成，無毒副作用。如症狀非常嚴重，可到醫院就診，請中醫醫師辨證處藥。

8.豆豉粉

第二軍醫大學中醫科主任　蘇永華醫師

【配方】：淡豆豉適量。

【用法】：搗敷或炒焦研末，外敷於口腔黏膜糜爛或潰瘍局部，每日3次。

【功效】：豆豉為天然黑豆經桑葉、青蒿煎汁浸泡蒸熟發酵而來，解表、除煩、宣鬱、解毒、大劑量電療、化療的腫瘤患者發生口腔炎（輕症）者，此方療效甚佳。

＊更多口腔保護驗方，參見本書「電療反應」章節。

延伸閱讀

五行蔬菜能治癌嗎？

江蘇中醫院耳鼻喉科主任醫師　陳國豐

中醫學所說的五行指木、火、土、金、水。與之相對應的臟腑為肝、心、脾、肺、腎。與之相對應的五色指青、赤、黃、白、黑。本例五行蔬菜湯，主要組成是白蘿蔔、蘿蔔葉、胡蘿蔔、乾香菇、鮮牛蒡根。恰好與五色相對應，根據中醫學理論，五色入五臟，故五行蔬菜湯有調補五臟的功能。

讀者提問

我母親患了鼻咽癌，正在接受電療。有人介紹她喝日本五行蔬菜湯（白蘿蔔、蘿蔔葉、胡蘿蔔、乾香菇、鮮牛蒡根）。五行蔬菜湯在網上有賣，據說在日本，許多被醫生放棄醫治的癌症患者就是因飲這湯恢復健康的。請問蔬菜湯真有如此神奇嗎？

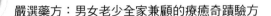

其中，蘿蔔是道地的保健食品，它可以化積滯，用於食積脹滿、痰咳失音、消渴、小便不利等。蘿蔔葉，又稱萊菔纓，是常用的消食化積的中藥。胡蘿蔔能防止動脈硬化。鮮牛蒡根有清熱、生津止渴之功，臨床常用來治療咽喉乾燥之症。

所以所謂五行蔬菜湯，主要是從脾胃功能著手，理氣消脹，提高患者食欲，配以鮮牛蒡根生津止渴，可以緩解癌症電療、化療後的咽喉乾燥，但不能說它本身可以治療癌症。

由於恐癌情緒的作祟，一個人一旦被戴上「癌症」的帽子，一方面，精神壓力非常重、擔心不治；另一方面，只要有一絲希望，都不會放棄治療。所以，只要聽說某個有效的方法，不管是否可靠、是否適合自己的情況，一概拿來試用。這種作法是非常不可取的。

癌症患者一定要以正確的心態面對和戰勝癌症，得了癌症並不意味著被判了「死刑」。現代醫學如此發達，包括鼻咽癌在內的癌症不僅能治癒，而且治療方法正在向提高生活品質的方向發展。所以，不要盲從一些流傳中的抗癌驗方，不要聽信過頭的宣傳而忽視正規治療。同時，要認識到情緒會影響人體免疫功能，保持輕鬆開朗、不焦不躁的情緒，對癌症的康復非常重要。

十二、前列腺肥大

　　老年男性常被前列腺肥大所困擾，小腹墜脹、小便艱澀、頻頻欲解而淋漓不盡。這一系列表現，中醫稱之為癃閉。一般分成四型辨證施治，食療也需分型施行，可幫助改善症狀。一些外用方可以救急，但對號稱可縮小、根治肥大前列腺的「驗方」，則必須謹慎。

◎ 誤用驗方：白果縮尿
◎ 一小時見效：蒜子通尿方
◎ 權威對話：評價中醫、西醫藥物治療

1.蒜子通尿方

一小時見效

華中科技大學同濟醫學院附屬同濟醫院主任藥師、教授
杜光

【配方】：大蒜1枚，梔子7枚，鹽少許。

【用法】：一起搗爛。將藥包一層紗布，貼於臍上，然後膠布固定。

【功效】：敷後約過1小時即可排尿。前列腺增生急性尿瀦留病人可以試用。

2.杜仲肉蓯蓉燉豬腰

湖南省中醫藥研究院附屬醫院內科主任醫師、教授　王明輝

【配方】：豬腰一個（洗淨、切成小塊），杜仲、肉蓯蓉各30克；蔥白適量。

【用法】：加水燉湯，食鹽少許調味，吃豬腰飲湯。

【功效】：補腎助陽。適合腎陽虛型者，症見排尿無力，尿有餘瀝，小便頻數，夜間尤甚；神疲氣短，面色白，畏寒，腰膝冷；舌淡，苔白；脈沉細。

3.加味地黃雞

王明輝　醫師

【配方】：公雞一隻，去毛及內臟；將熟地黃30克、知母20克、牛膝20克、黃柏15克。

【用法】：上藥布包納入雞腹內燉熟，調味食用。

【功效】：養陰滋腎清熱，適合腎陰虛型者，症見欲小便而不得尿或淋漓不暢、小便頻數；心煩、手足心熱、咽乾；舌質紅、苔少或無苔，脈細數。

4.紅參水 民間方

【配方】：紅參2～3克。

【用法】：開水沖泡，稍冷後代茶飲。

驗方故事

　　退休後，我明顯感到小便無力，排尿時間較長，有時甚至難以解出。晚上入睡後，一夜要起來三、四次小便，非常痛苦。一天，我在老年活動室碰到一個與我同病的老人，他說他喝了紅參水後情況有所好轉，建議我也試試。我買來

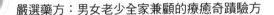

> 200克老紅參，切成片。每天早晨起床後，我將一片紅參放在杯內，沖入開水，稍冷後飲下；然後加一片紅參，沖入半杯開水，留到中飯後喝。喝完後，再加一片加上開水，留等臨睡前飲用。經二、三次沖泡，三片紅參已軟，我便直接吃下去。從2010年冬至日開始飲用紅參水至今，我吃得香，睡得香，尿得快。
>
> （沈華泉）

【註】紅參知識

　　人參根據不同的加工方法，有白參和紅參之分，把生鮮人參表皮剝後乾燥製成的稱為白參，將不經剝皮的生鮮人參蒸熟、乾燥製成的稱為紅參。由於紅參含著表皮直接加工，富含白參所沒有的Rg2、Rg3、Rh1、Rh2等特殊成分，又紅參含有麥芽醇（Maltol），具特殊作用，這些都是白參所沒有的。

　　人參與西洋參屬於五加科植物，參由於炮製方法不同，分為白參與紅參，白參是白曬參，曬一曬就賣了，沒有炮製，西洋參也是白參，早期有把外面的粗皮去掉，磨光，所以稱為「粉光參」，現在的西洋參沒有經過這項程序，它也稱為「法蘭參」，早期西洋參從緬甸進到四川，因次又稱「巴參」，而在美國五大湖也有栽種，故又稱「花旗參」。

　　「紅參」是磨皮，蒸餾醣化、烘乾後的參，專指東方的參。紅參沒有燥熱的問題，紅參由於經過炮製，去掉纖維，容易吸收，是「即溶」的，因此在口腔黏膜吸收時，速度很快，會感到口腔血管充血，這不是「上火」，而是吸收好。所有參，包含西洋參，都是補氣的，沒有燥熱的問題，磨成粉含在口中是最適合的，用燉的一天三錢以下，慢慢喝，連纖維都可以吞。在此澄清，人參沒有寒熱虛實的問題，沒有配伍的禁忌，放進感冒的藥

方，還可以讓感冒好得更快。所以有人說吃人參，老是感到喉嚨腫痛現象時，這未必能肯定是「上火」，或加重感冒現象，反而不能排除是精神官能症中的「喉球症」所造成的。（引自網路保健知識）

專家評方

上海中醫藥大學附屬龍華醫院主任醫師、教授　朱大年

從沈先生反映的情況看，似屬老年性前列腺肥大，用中醫理論分析當屬於年老體衰、腎氣虛虧，以致膀胱不能行使正常的排泄功能。腎氣虛虧有腎陰虛和腎陽虛之分，腎陽虛的人不僅有排尿障礙及夜尿增多的現象，還會有頭暈乏力、怕冷面白、懶言肢軟等。

紅參是人參中的一個品種，藥性偏溫，有很明顯的強體作用，因此用來溫補腎陽是可取的。用後使排尿障礙引起的症狀逐漸消失，即說明腎陽之氣已漸恢復。中國的紅參，在炮製過程中一般不添加其他藥物，但選料卻是枝大厚實者，只要沒有明顯的「上火」症狀，吃紅參補身體是明智的。

沈先生一天吃三片紅參，用量太小，一般每天可用2～3克。如果服用過程中有些「上火」，可與適量養陰生津的鮮石斛同用，以緩其性。

5.向日葵豬肉湯

寧波市鼓樓醫院主任藥師　常毅敏

【配方】：向日葵髓芯30克，瘦豬肉100克。調味料適量。

【用法】：加水適量熬煮，熟後吃肉喝湯，分2次服完，15天為一個療程。

【功效】：緩解小腹墜脹、小便艱澀、頻頻欲解等症狀。

6.加味青鴨羹

湖南省中醫藥研究院附屬醫院內科主任醫師、教授　王明輝

【配方】：雄鴨1隻（去毛及內臟），黨參30克，黃耆20克，升麻15克，柴胡15克。

【用法】：四藥切碎、布包納入鴨腹內，煮熟後調味，空腹食用，飲湯吃鴨肉。

【功效】：補中益氣，適合中氣下陷型者，症見小腹墜脹，小便困難，時欲小便不得出，或尿少不暢，神疲懶言，納差，氣短；舌質淡，苔薄白，脈細弱。

「白果縮夜尿」有中毒隱患

王明輝　醫師

誤用驗方

讀者提問

我父親患前列腺肥大，一晚夜尿五、六次。最近，他在服一個驗方：把帶殼白果放在水裡煮半小時，晾乾，每天服18粒（去殼後）。但我聽說白果是有毒的，請問我父親這種服法會不會中毒？

（鄭效添）

答：此驗方不可取，不要盲目服用。煨（或煮）熟的白果能縮尿，可治因痰濕引起的夜尿頻多症。但引起夜尿的病因很多，前列腺肥大僅是其中之一。何況前列腺肥大可由痰濕、腎虛或陰陽失調等多種因素而起，切不可一概而論。再者，白果有小毒，久服、長服可發生嘔吐、腹瀉、抽搐，嚴重者昏迷甚至死亡。一般常用量為每日3～10克（約5～10粒），「每天服18粒」已屬過量，可能會產生不良後果。

延伸閱讀

「吃藥」治前列腺肥大最省事嗎？

黃翼然、徐福松　醫師

現在，治前列腺肥大的新藥層出不窮，有的能改善尿急、尿瀦留等症狀，有的還能縮小前列腺的體積。中醫學更是博大精深，有各種各樣的驗方。那麼，何必忍受排尿不盡的痛苦呢？又何苦要在自己身上動一刀呢？吃藥不是更安全、更省事的方法嗎？讓我們來聽聽專家的說法。

黃翼然醫師：藥物是在需要干預但又不必要手術的情況下主張使用的，但治療前列腺肥大的藥物需要長期服用。

如果前列腺肥大患者的症狀對個人正常生活有一定干擾，而且又不想要採取手術治療，可以採取藥物治療的方式。但是，對於無症狀或者症狀很輕的患者，不必盲目用藥。而對於嚴重的前列腺肥大，如反覆發生尿瀦留時，藥物也不能解決問題。目前治療前列腺肥大主要有三大類藥物：5α-還原酶抑制劑、α受體阻斷劑和植物藥。治療前列腺肥大的黃金用藥法則是同時服用5α-還原酶抑制劑和α受體阻斷劑。但是，這類藥需要長期服用，而其價格昂貴，所以同時服用經濟負擔較重。實際狀況中，如果患者前列腺體積較大，可以單獨服用5α-還原酶抑制劑加以治療，這類藥物長期服用有減小前列腺體積的作用。而對於體積較小的前列腺，患者可以單獨服用α受體阻斷劑加以治療，這類藥主要可以減輕尿路梗塞症狀。

徐福松醫師：中醫藥的治療效果可觀，但也不可刻意誇大療效，如需要手術治療還是得做手術。

藥物對於治療前列腺肥大是非常有效的，但這並不意味著可以代替手術、保健、養生的方法。首先，中醫藥治療前列腺肥大是有自己特色的。根據中醫自身的理論，專家會診斷前列腺肥大的病因，並根據病因進行個體化的治療，即辨證治療。比如，患者陰虛，其前列腺肥大就應根據這一病因治療；如果是濕熱下注，則也要根據這一情況施治，等等。這樣治療使得每一位患者都得到最符合自身情況的治療，就可以有不錯的效果。中醫藥治療時還可同時兼顧其他疾病，因為前列腺肥大的患者一般年齡都在50歲以上，可能同時伴有其他疾病。

前列腺肥大經過有經驗的中醫醫師的辨證後的治療，效果是可觀的，對於減少尿頻、夜尿增多、小便不暢有良好的效果。部分患者還可觀察到前列腺體積縮小，甚至縮小至正常體積的情況。中藥也需要長期服用，但可以根據症狀的減輕而減少藥量。當然，也不要刻意誇大中藥的療效。患者也不要輕信廣告宣傳，找一些醫術不可靠的醫生接受中醫治療。

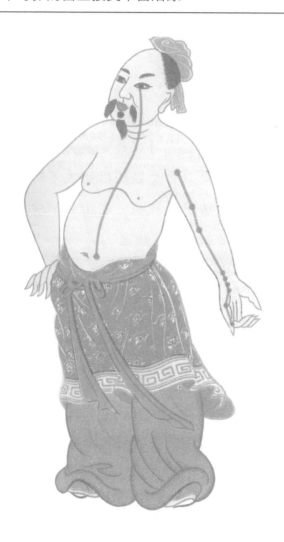

十三、慢性前列腺炎

慢性前列腺炎是男性常見病和多發病，雖然它不直接威脅生命，但它可以嚴重地影響患者的生活品質。為患者出現以骨盆區域疼痛或不適、排尿異常等症狀為特徵的一種疾病。在中醫學中，本病屬於「精濁」、「白濁」等病證。

◎ 本病的一大特點是患者多有不同程度的心理陰影，有些存在嚴重的心理障礙。因此，心理調適十分重要，心態放鬆有時比「驗方」更有效。

1.向日葵根方

河北省承德市寬城滿族自治縣中醫院　劉金鐘醫師

【配方】：新鮮向日葵根連其莖髓60克（亦可用其乾品30克）。

【用法】：水煎數沸（不要久煎），每日作茶飲。30天為1個療程。病程短、病情輕者，連服1～3個療程；病程長、病情重者，連服6個月～1年。

【功效】：消癥散結、理氣消脹、活血化瘀、通經活絡、通利小便。

　＊類似驗方，參見本書「向日葵豬肉湯」。

2.瞿麥粥

中國中醫研究院廣安門醫院泌尿外科主任醫師　郭軍

【配方】：瞿麥30克，白南瓜子（去殼）30克，丹參20克，白米50克。

【用法】：將藥物用乾淨紗布包起來煎湯，白米煮粥，湯粥混合，每日早晚各食一次。

【功效】：適合於尿道灼熱、排尿不盡、尿後滴白、陰囊潮濕，

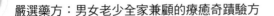
以及小腹、會陰部、腰骶部疼痛不適，舌紅苔黃膩、脈滑數者。

3.雙補粥

郭軍　醫師

【配方】：山藥40克，山芋40克，枸杞20克，白米50克。

【用法】：以上諸物混合煮粥，每日早晚各一次。

【功效】：健脾補腎。適合於腰膝痠軟、尿道灼熱、排尿不盡、尿後滴白、陰囊潮濕，以及小腹、會陰部疼痛不適，勃起障礙、早洩、射精疼痛、疲乏無力、舌淡苔白、脈細者食用。

4.中藥薰洗

郭軍　醫師

【配方】：野菊花、苦參、馬齒莧、敗醬草各30克，延胡索15克，當歸12克，檳榔10克。

【用法】：加水煎至1500CC。煮沸後用熱氣薰洗會陰部（將陰囊置於薰洗液上方外），會陰部的距離適當，以患者舒服為準，時

間為30分鐘，隔日1次。

【功效】：清熱燥濕、化瘀止痛。

5.中藥坐浴

郭　軍

【配方】：五靈脂、生蒲黃、延胡索、當歸、川楝子、高良薑、赤芍、白芍、甘草各10克。

【用法】：加水煎至1500CC，溫水坐浴30分鐘。注意需將睪丸置於熱水外，每日1次。

【功效】：活血、化瘀、止痛。

6.葵菜粥

湖南省中醫藥研究院附屬醫院內科主任醫師、教授王明輝

【配方】：葵菜1500克，蔥白一把（去鬚、切細），白米60克。

【用法】：葵菜擇其葉及嫩芯，切細，加水煮5～10分鐘，取其濃汁，然後下米及蔥白煮熟，加入少許濃豉汁為粥。空腹食之，

可分多次。

【功效】：清熱利濕，適合膀胱濕熱型者，症見尿頻數、量少，伴短赤灼熱，甚至不通暢；小腹脹滿，口黏膩，口渴而不欲飲。舌質紅，舌苔黃膩，脈滑數。

【註】葵菜

又名冬葵，民間稱冬莧菜或滑菜。屬錦葵科植物。李時珍說：「葵菜，古人種為常食，今之種者頗少」。王幀《農書》說：「葵為百菜之主，備四時之饌，可防荒儉，可以菹臘（鹹乾菜），其根可療疾」。此菜中國各地有野生，根、花及種子，均入藥。

性味：甘、寒、滑，無毒。成分：花含有黏液及色素。種子含脂肪油（油食品）及蛋白質（蛋白質食品）。

功用：利小便，治消渴，解毒，消炎（消炎食品），治瘡腫。

「炎症」怎當「肥大」治

王益鑫　醫師

臨床故事

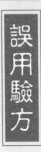

家住市郊的張大伯年近七旬，近兩個星期來小便滴瀝，經常尿濕褲子、鞋子，夜間小便的次數也明顯增加，心情越來越煩躁，嚴重影響休息。鄰居李大伯兩個月前也出現過類似的症狀，到醫院看病後，知道自己患上了前列腺肥大，服藥後現在漸趨正常。張大伯心想：我與李大伯年紀相同，症狀一

樣，何不打聽一下李大伯服用的是什麼藥，到藥房買一些來試一試？誰知張大伯服藥兩星期後，症狀不但未緩解，反而愈來愈嚴重，滿腹疑問的張大伯只好到市區醫院泌尿科看專家門診，醫生仔細詢問張大伯的病情和服藥情況，並給他詳細地進行檢查、化驗後，告訴張大伯，他不但患有前列腺肥大，還患有另一種常被老年人忽視的疾病——前列腺炎。

前列腺肥大與前列腺炎雖然是獨立的兩種疾病，但它們可以同時存在。老年人由於前列腺肥大，使前列腺部尿道扭曲充血，致使小便不暢，而且對細菌的免疫力下降，再加上飲酒、感冒、過勞，性生活不正常（包括性生活過頻、性交中斷、長期無性生活等），以及騎車、騎馬、久坐等使會陰部長時間受壓，均可誘發前列腺炎。

張大伯與李大伯症狀相同，服用同樣的藥卻效果差異甚大，原因當然是前列腺炎與前列腺肥大在治療上存在差異。

老年人前列腺肥大容易誘發前列腺炎，又有什麼方法可以預防呢？❶老年人要根據自己身體狀況，合理安排性生活，不可過頻，也不宜有過多的性刺激，避免前列腺過度充血。❷多飲水，不憋尿，以保持尿路通暢，有利於前列腺分泌物的排出。❸注意飲食，忌菸酒，不吃辛辣食物，多食水果尤其是蘋果，因為前列腺中鋅含量的多少，可影響抗菌、殺菌能力，而蘋果中鋅含量豐富。❹保持適當體能

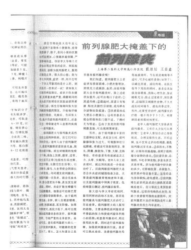

鍛鍊，避免感冒。❺前列腺增生症狀明顯或進行膀胱尿道器械檢查後，應口服抗生素預防前列腺炎。❻持續每晚熱水坐浴，有助於改善前列腺的血液循環，對前列腺肥大治療和預防老年人前列腺炎的發生均有益處。

延伸閱讀

無症狀前列腺炎不需治

同濟大學附屬東方醫院主任醫師　張國強

隨著體檢中超音波檢查前列腺項目的增加，前列腺炎的檢出也越來越多，但這並不意味著患者都需要接受治療。可悲的是，很多讀者甚至有些醫生只要看到超音波檢查顯示前列腺炎，不知是無知，還是覺得花大錢才能治好病，就會進行「積極」地治療。這種過度治療，不但讓患者多花了錢，還使患者心理負擔加重，出現自主神經功能紊亂症狀。

超音波檢查出前列腺炎前偶有不適，並不影響正常生活的，也不需要進一步檢查、治療。因為即使前列腺液中存在大量炎症細胞，只要沒有主觀症狀，就可診斷為無症狀性前列腺炎，不需治療。通常治療慢性前列腺炎的目的，也僅僅是解除症狀，提高生活品質，而不是完全根治。某些廣告中説的「前列腺炎不及時治療會導致陽痿、早洩等疾病」無科學依據，倒有恐嚇之嫌，不要理會。

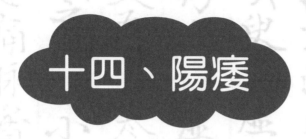

十四、陽痿

人們認為得了陽痿總少不得補腎壯陽。古代的性藥、現代的性保健品，也以壯陽為主。其實，陽痿的病因很多，不可不經診斷和中醫辨證就盲目服用驗方，也千萬不要相信「男莖堅如鐵、熱如火」「十日不倒」「當天見效」之類的誇張描述和廣告渲染。

◎ 百年老店雷允上鎮店之寶：參茸蛤蚧酒
◎ 最簡單的茶療方：細辛茶
◎ 古春藥「禿雞散」改良美味版：蓯蓉蝦仁
◎ 中老年男性傳統冬令補品：牛鞭補膏

1.細辛茶

單方茶療
寒者適用
陰

江西省彭澤縣中醫院　劉國成醫師

【配方】：細辛5克，泡水代茶飲。

【服法】：此為一日量，15天為一療程。患者一般用藥2～3個療程見效。

【方解】：中藥細辛性溫、味辛，傳統醫學認為具有發表散寒、去寒止痛、溫肺化飲的功效。從細辛醇藥液中分離出來的去甲烏藥鹼單體，具有腎上腺能受體的興奮作用，可以改善會陰部的血液循環。

　　此法對陰寒內盛（症見形寒肢冷、面色蒼白、少腹腰膝冷痛、尿頻清長等）的陽痿患者有較好療效，陰虛火旺（症見口渴喜冷飲、手足心熱、口苦口臭、大便祕結、小便多而赤黃等）及陽亢熱盛（症見大熱、大汗、大煩、大渴等）的陽痿患者不宜使用。

2.枸杞燉甲魚湯

上海中醫藥大學附屬龍華醫院主任醫師、教授　吳銀根

【配方】：甲魚一隻，約500克，枸杞50克，生薑10克，蔥段10克，料理酒、鹽適量。全部放入鍋內，大火燒開後用小火半甲魚燜酥，枸杞糯熟。甲魚、枸杞、湯都可服用。

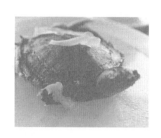

【功效】：有滋補腎精之功。

為什麼「壯陽藥」無效

Q：我六年前出現陽痿，到處求醫問藥，吃了許多壯陽藥，但直到現在也沒什麼改善，難道是假藥？

A：壯陽藥治陽痿，多數時候效果並不好。因為陽痿是一種生物—心理—社會醫學範疇的病證，中醫治療必須採用以辨證論治為主導，以氣功導引、心理疏導、食療輔治，以及房事技巧等為輔助的整體醫療模式，才能達到高效、速效的目的。可惜大多數病人在求醫前都找過偏方，按廣告用過「○○神油」「○○壯陽藥」，不問青紅皂白地壯陽。

延伸閱讀

早洩會發展成陽痿嗎？

泌尿外科主任醫師、教授　姚德鴻

有些病人開始表現為早洩，沒有接觸或剛接觸女方不久即發生射精，後來連勃起功能也不行了。於是，有人便認為早洩發展到後來必然會演變成陽痿。實際上從醫學角度分析，這樣的情況往往還是心理因素在作怪。

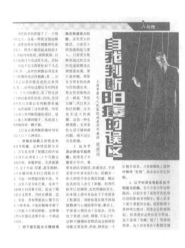

由於發生了早洩，自己感到不滿意，愧對了妻子，感到十分內疚。有的妻子流露不滿情緒，嘲笑、抱怨，無形中給丈夫一種巨大的精神壓力。性功能還真的會在這種錯綜複雜的心理狀態，以及精神壓力之下被擊垮。倘若在發生早洩階段得到有效治療；意志堅強抱無所謂態度者，或者妻子根本不介意，他們就不會發生陽痿。

如今，現代醫學也沒有發現早洩與陽痿之間存在某種必然的聯繫。

3.海馬、海龍鵪鶉蛋

上海中醫藥大學附屬龍華醫院主任醫師、教授　吳銀根

【配方】：各取一條大、色白、完整的海龍、海馬，打碎後放入雞湯2000CC，大火燒開，小火燜燉2小時後，加入熟鵪鶉蛋10枚、人參10克，再燉半小時。然後加入生薑、鹽適量，即可食用。

【功效】：補腎壯陽。適用於因腎陽虛衰而致的性欲減退、陽痿、遺精、早洩，以及遺尿、腹瀉、貧血伴畏寒、手足逆冷等患者。

4.參茸蛤蚧酒

吳東輝　藥師

【配料】：蛤蚧1對，巴戟天20克，桑螵蛸20克，人參30克，肉蓯蓉30克，鹿茸血片6克。

【製法】：將藥物與白酒（100克藥物需要優質白酒500～600CC）放入陶瓷容器或玻璃瓶內，加蓋密封，放置在陰涼處。每隔幾天搖動數下，20天左右後，酒色濃郁，即可開封飲服。當浸泡的酒大致服完後，可再加入白酒（按第一次量酌減）第二次浸泡，使藥物得到充分利用。

【功能】：補元氣，壯腎陽，益精血，強腰膝。適用於元氣虧損、神疲食少、氣短喘促、精神委靡、失眠健忘、心悸怔忡、遺夢滑精、腰膝寒冷痠痛、下肢軟弱無力等患者。

編輯部的話

　　此文作者為原上海雷允上國藥西區公司資深藥師。這家百年老字號藥店當年有藥酒專櫃，每逢冬令都推出90種左右的藥酒供顧客選擇。作者選擇其中適合家庭製作的推薦給讀者，並叮囑：藥酒配方雖簡單，製作也方便，但仍應在醫生的指示下服用。

5.蓯蓉蝦仁

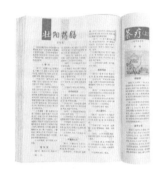

四川省保健協會副會長、中國藥學會成都藥膳專委會主任委員　彭銘泉

【配方】：肉蓯蓉15克，枸杞15克，桑椹15克，蝦仁20克，雞肉250克，料理酒、鹽、蔥、薑各適量。

【製作】：將肉蓯蓉、枸杞、桑椹、蝦仁洗淨，雞肉洗淨切塊，放入鍋內。再將薑、蔥、鹽、料理酒放入鍋內，加清湯置大火燒開，撇去浮沫，用小火燉爛。加入胡椒粉即成。食雞肉、蝦仁，喝湯。

【功效】：補肝腎，益精髓。適用於腰膝痠痛、陽痿、遺精、目暗等證。

6.核桃仁炒韭菜

湖南省中醫藥研究院附屬醫院內科主任醫師、教授　王明輝

【配方】：核桃仁50克，韭菜150克。

【用法】：先用香油炸黃核桃仁，韭菜洗淨切段，與核桃仁一起翻炒，調少許食鹽，熟後佐餐食用。

【功效】：補腎助陽，主治陽痿。

7.牛鞭補膏

上海中醫藥大學附屬龍華醫院主任醫師、教授　朱大年

【配方】：紅棗300克，大核桃肉500克，新鮮牛鞭（約1000克）一副。

【製法】：材料分別揀洗乾淨，並在冷水中浸泡2小時。然後逐個搗碎核桃肉，用碗盆盛裝好。再將牛鞭剖開洗淨，切成小塊，放入燒鍋，加3000CC水、150CC黃酒，用大火燒開後撇去浮沫，改用小火煨燉。待鍋內水分逐漸收乾時，加入紅棗、碎核桃肉，以及300～400克冰糖，繼續熬至牛鞭紅棗核桃湯成漿汁狀。此時可端下燒鍋，待冷卻後將湯汁倒入有蓋的容器裡，過一夜即結凍成牛鞭補膏。

【服法】：每日清晨或夜晚取二、三湯匙牛鞭補膏，用開水沖服。一般一個冬季每人服二、三副牛鞭補膏即可。

【方解】：牛鞭補膏是中老年人傳統的強身壯陽藥，適合陽虛體質的人在冬季服用。主要原料牛鞭，即雄牛的外生殖器（包括睾丸）。其性甘溫，有溫腎、壯陽、益精的作用，與鹿鞭、海狗腎一類壯陽藥功效相似，主要成分為蛋白

特別提醒

此食療方藥性熱，有明顯壯陽作用，平素有陰虛內熱的人不宜服用，否則可加重內熱症狀，還可能引起鼻出血、口腔潰瘍、毛囊炎等。兒童更不能服用牛鞭補膏。

質、脂肪和雄性激素，一般都製成膏劑食用。此牛鞭補膏還加入了紅棗、核桃肉，不僅補腎，還可健脾補肺，使功效和口味更加理想。

悄悄流行的鹿茸精、男寶、三鞭丸

湖南省中醫藥研究院附屬醫院內科主任醫師、教授　王明輝

臨床故事1

誤用驗方

　　27歲的方先生，平時胸脅脹痛，目眩耳鳴，常失眠、遺精，後來家庭瑣事煩心，心情更加不好，出現了陽痿不堅、性欲低下。於是自己購買鹿茸精服用數週，非但陽痿愈發加重，還出現了頭昏、流鼻血、口渴咽燥等症狀，這才不敢再服，來院門診。

　　我聽了他的訴說，又查看他的舌、脈，告訴他，他的陽痿是由腎陰虛肝鬱引起的，應該滋陰疏肝，而用鹿茸精壯陽恰似火上澆油。經我們治療3次後，方先生這些症狀消褪，性欲增強，陽痿痊癒。

臨床故事2

　　40歲的尚先生性欲淡漠，舉陽不堅，不能持久已有4年餘。4年裡找過醫生，也服過不少「男寶」、「三鞭丸」，情況卻越來越糟糕，不得以才來醫院。

　　我詢問後，發現尚先生除了陽痿並無其他異常症狀，舌脈也基本正常，故診為「未定型」。進一步檢查，發現他患有慢性前列腺炎，於是運用相應的方藥，以清熱利濕為主，3個月後性欲增強，房事成功。

上述兩個病人，是比較典型的壯陽不當。我們在調查中還發現，未婚的青少年男子在求診的陽痿病人中也佔了約16.3％，年齡最小的只有17歲。他們也多悄悄地用過壯陽藥，在生理、心理上留下了不良影響。由此可見，普及科學的性保健知識是何等重要。

　　治療陽痿是不能單靠壯陽的。正在銷售壯陽藥的櫃台前徘徊的讀者，且慢掏腰包，還是先去聽聽專科醫生的意見吧。

延伸閱讀

從「越壯陽，越陽痿」說滋陰驗方治陽痿

江蘇省中醫院男科主任醫師、教授，江蘇省名中醫　徐福松

　　傳統認為，陽痿多為虛證，為腎虛、腎陽虛，治療以溫補腎陽為主。單以腎虛而論，傳統和現實的臨床用藥，一向是壯陽藥占主導地位。目前充斥市場、氾濫成災的「春藥」依然是鹿茸、鹿鞭、海馬、淫羊藿、陽起石之類壯陽藥。

　　誠然，溫腎壯陽藥不失為治療腎陽虛陽痿的對症良藥。但如不加辨證，盲目壯陽，往往適得其反。清代醫學家早就說過：「（陽痿）由於陽虛者少，因於陰虛者多」，「真陽傷者固有，而真陰傷者實多，何得謂陽痿是真火衰乎」。

　　早在1987年，筆者就提出滋陰法治療陽痿的新理念。當今全球氣候變暖，環境污染，加快水分蒸發，水源枯竭，此自然界「陰虧」之一也。太平盛世，性事過頻，夜生活過多，膏粱厚味，辛辣刺激，此生活方式「陰虧」之二也。社會變革，競爭激烈，工作壓力加大，人際、家庭關係緊張，此心因性「陰虧」之

三也。溫腎壯陽藥充斥市場，濫用成風，此醫源性、藥源性「陰虧」之四也。現代人陰虛體質更加明顯，陰虛火旺較之以往任何時候都嚴重。

其實在臨床上，陽痿「陰虛者十有八九，陽虛者僅一二耳」。所以，切莫一見陽痿，便亂投壯陽之品。

臨床每見越壯陽，越陽痿者。此時應該「添水」（滋陰），不宜「烈日曝曬」（壯陽）。

筆者自製驗方「二地鱉甲煎」以滋陰為主，溫陽為輔，治療陽痿效果尤佳，也驗證了這一道理。現在盛行「壯陽」的作法，實在不可取。

二地鱉甲煎藥物組成為：生熟地、生鱉甲、枸杞、五味子、金櫻子、茯苓、牡蠣、丹皮、丹參、天花粉等，因藥味多、加減方多，本文不具體介紹。

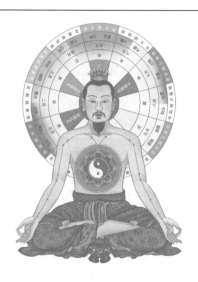

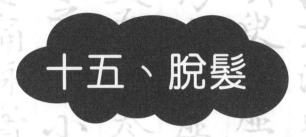

十五、脫髮

脫髮，中醫認為主要原因是先天虧損、肝腎精血虧虛、氣血不足，不能濡養毛髮所致。因此，治療上應遵循「滋腎填精，補氣養血」原則，同時輔以疏肝理氣。中醫治療脫髮關鍵在於辨證，虛則益之，盛則損之，這樣才能充分發揮中醫之長，取得良好療效。

◎ 生薑擦頭皮：治「禿」不治「脫」
◎ 脫髮吃什麼：藥膳＋營養
◎ 十指櫛髮法：髮旺壽又長

脂溢性脫髮不宜用生薑擦頭皮

上海中醫藥大學附屬曙光醫院皮膚科主任醫師 樊梅鳳

> 誤用驗方

生薑片擦頭皮是在民間流行的治脫髮方，很多脂溢性脫髮患者會去試用。殊不知，該方法適用於斑禿或全禿，但不適用於脂溢性脫髮。生薑微溫，辛散發表，用生薑擦頭皮可促進頭皮血液循環，改善毛囊內毛乳頭的營養狀況，有助於毛囊生髮功能的恢復。脂溢性脫髮中醫辨證多屬「熱證」，用性溫的生薑去治療恰似火上澆油，豈不要壞事。

＊更多「生薑擦頭皮方」分析，參見本書斑禿章節

1.熟黑芝麻粒 民間方

【配方】：黑芝麻。

【用法】：黑芝麻洗淨後炒熟，放入玻璃瓶中，每天早餐取三匙，慢慢咀嚼，可沖白開水、牛奶，邊喝邊嚼。

驗方故事

我自38歲以後，明顯感覺體力下降，冬天怕冷，精力不充沛，常有肩背痠疼。到了40歲時，更是倦怠乏力，容

易感冒。無論什麼季節，洗頭、梳頭時，頭髮會一把一把往下掉。經人推薦我開始嘗試黑芝麻粉，後自行改良，把黑芝麻洗淘後炒熟，不磨粉，直接吃。每天早餐取三匙，慢慢咀嚼。有時沖白開水、牛奶，邊喝邊嚼。這樣服用了一個冬天，我不再怕冷了，頭髮掉得少多了。我這樣持續了三年後，烏髮如雲，紅光滿面，肩背痠疼、便祕、肛裂等不適情況，也都奇蹟般地消失了。我現在一年四季常服，感覺好極了。

（李紀理）

專家評方

沈丕安　醫師

黑芝麻確實是個寶，據中醫古書記載，它具有補肝腎、潤五腸、益氣力、長肌肉、填腦髓的功效，能「治肝腎不足、病後虛弱、鬚髮早白」，「皮燥髮枯、大便燥結」，「腰膝痠痛、四肢乏力」，「言語謇塞、步履遲緩」，「頭暈耳鳴」等病症。在烏髮養髮方面，黑芝麻的功效更是有口皆碑。

李先生中年早衰、體質下降，從他怕冷、脫髮等症狀來看，中醫辨證應屬肝腎不足，氣血衰弱。透過吃黑芝麻而增強了體質，改善了症狀，並且長出了頭髮，是符合黑芝麻補肝腎、益氣血的功效的。

當然，引起脫髮的原因很多，黑芝麻對身體虛弱、早衰而導致的脫髮效果最好，對藥物引起的脫髮（如化療脫髮）、某些疾病引起的脫髮（如傷寒、副傷寒、紅斑性狼瘡脫髮）也會有一定療效，但對脂溢性脫髮、真菌引起的脫髮，就不一定有效了。這一點，想借鑒此方的「脫髮族」應該有所了解。另外，食欲不

良、大便溏薄、脾腎虛弱的人也不太適宜多吃黑芝麻。

2.桑椹紅棗粥

貼心提示

此方適於治療陰血不足所致的頭暈目眩、耳鳴、鬚髮早白者，以及精神緊張、失眠等引起的脫髮症狀。有便溏腹瀉者忌食。

上海中醫藥大學附屬曙光醫院皮膚科主任醫師　樊梅鳳

【配方】：桑椹30克，紅棗6枚，黑糯米100克，冰糖適量。

【用法】：桑椹去掉長柄，用水浸泡洗淨，然後與黑糯米、紅棗一同入鍋。加水500CC左右，以小火煮熬成粥，最後加入冰糖即可。每日早晚食用。

延 伸 閱 讀

緩解脫髮該吃什麼？

上海中醫藥大學附屬岳陽中西醫結合醫院皮膚科副主任醫師李福倫

1. 補充鐵質。經常脫髮的人體內常缺鐵。鐵質豐富的食物有熟花生、黃豆、黑豆、菠菜、鯉魚、香蕉、胡蘿蔔、馬鈴薯等。

2. 補充植物蛋白。頭髮乾枯，髮梢裂開，可以多吃大豆、黑芝麻、玉米等食品。

3. 多吃含鹼性物質的新鮮蔬菜和水果。

4. 補充維生素E。維生素E可抵抗毛髮衰老，促進細胞分裂，使毛髮生長。可多吃鮮萵苣、捲心菜、黑芝麻等。

3.補骨脂酒

上海中醫藥大學附屬曙光醫院皮膚科主任醫師　樊梅鳳

【配方】：補骨脂20克，川椒10克。

【用法】：中藥補骨脂20克，川椒10克，75%酒精浸泡7天後外用。

【功效】：可治療各種類型的脫髮，包括脂溢性脫髮。

4.黑木耳黑棗湯

上海中醫藥大學附屬曙光醫院皮膚科主任醫師　樊梅鳳

【配方】：黑木耳30克，黑棗或紅棗30枚。

【用法】：將黑木耳洗淨，浸泡於水中。黑棗或紅棗去核，再與木耳共同煎煮即可。早晚各1次，每次1小碗。

【功效】：此方具有健脾補腎和養血生髮的功效。適宜因減肥、

化療等原因導致營養不良、脫髮的人食用。

5.龍眼當歸人參豬肉煲

上海中醫藥大學附屬曙光醫院皮膚科主任醫師　樊梅鳳

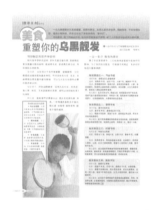

【配方】：龍眼肉20克，當歸10克，人參6克，豬瘦肉150克。

【用法】：先將豬肉洗淨、切成片狀，龍眼肉洗淨備用，人參、當歸切薄片。然後把上述材料放入燉鍋內，加水適量，以小火燉至肉熟。最後加入調味品後即可食用。可每日一劑。

貼心提示

服用期間不宜喝茶或食用蘿蔔，以免影響藥效。大便泄瀉者也應忌食。

【功效】：此方大補元氣，養血生髮，特別適宜女性產後出血，造成氣血虧虛而落髮的情況。

延伸閱讀

長壽櫛髮法

上海中醫藥大學附屬曙光醫院皮膚科主任醫師、教授　潘祥龍

櫛髮是中醫學中對頭部做自我按摩的一種手法，即以手指代替梳子在頭部做梳髮狀按摩。頭部為人體全身各種經絡的會聚部，百會穴位於頭頂部，為諸陽之會。頭髮的枯黃、變白、脫落和烏黑、茂盛，都與人體的氣血盛衰有關。經常櫛頭梳髮，能振奮人體陽氣，血隨氣行。頭髮得到氣血的濡養，頭髮自然濃密亮澤。經常櫛髮，不僅能防治白髮，脫髮和袪頭屑止癢，還能防治頭痛、失眠和眼疲勞，對腦中風所致的偏癱，在恢復期也具有輔助療效。

　　方法：雙手十指微屈，自然微微分開，形似梳子，插入頭髮。頭頂或後枕部的頭髮由髮根向上向外梳理；兩側的頭髮由髮根到髮梢，向後枕部梳理，前面的頭髮從前額向後腦梳理。梳時手指要摩擦頭髮。

　　注意事項：櫛髮次數多多益善。「多過一千，少不下數百」。櫛髮次數多時，頭皮可有微熱，用力平衡，不能有疼痛的感覺，才能使「血液不滯，髮根常牢」，達到長壽的目的。

　　閱讀提示：

　　Q：我看有些方子旁邊標注了「臨床方」，這是什麼意思？

　　A：嚴格地說，除了有標注者，本書中很多其他方子也是臨床方，也是作者在臨床工作中得出的結論。因為大多數所選方藥味少而簡單，就沒有特別說明。而特別加以標注者，一般屬於用藥較多、配伍複雜的，更適合臨床醫生參考。考慮到有相當多基層醫生讀者的特殊性，我們保留了少量這類有特色的驗方，並提醒普通讀者不要盲目使用。

Q：我看有些方子旁邊標注了「原創方」，這是什麼意思？

A：本書中所有驗方為作者親筆原著，大多數為對前人經驗的親身體驗、總結改進。有些驗方則屬於完全原創，更加難能可貴。這些原創方，有些經歷數十年的臨床驗證，已經成為今天專科醫生的使用「範本」，並衍生出無數「子孫方」。我們特別加以標注，感謝這些勇於創新、造福大眾的作者們。

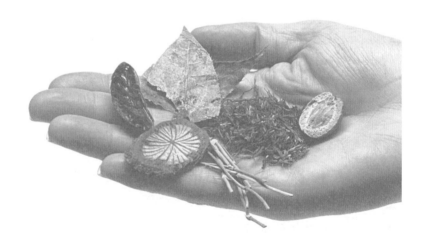

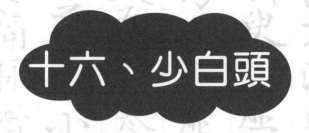

十六、少白頭

年紀輕輕「白了少年頭」，中醫認為多與肝腎虧虛有關，治多以補肝腎、益氣血。宋代的《開寶本草》稱何首烏有「黑鬚髮、悅顏色，久服長筋骨、益精髓延年不老」的功效。鬚髮早白者的驗方裡大多有何首烏、芝麻。

◎ 兩代中醫人青睞的驗方：核桃藥豆
◎ 名方DIY改良版：扶桑至寶膏
◎ 駐顏養發一舉兩得：潤膚烏髮酒

1.核桃藥豆

言穆仁醫師

【配方】：核桃12個，枸杞60克，黑豆240克，何首烏60克，熟50克，山萸肉50克。

【製法】：枸杞、何首烏、熟地和山萸肉加水同煮取濃汁後，加入黑豆和炒香切碎的核桃肉，煮至核桃肉稀爛，全部被黑豆吸收為止。

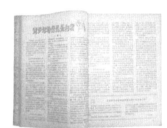

【功效】：補肝腎、滋陰血、烏鬚髮。

【服法】：每次服用50粒黑豆，每日兩次。

編輯部故事

　　2010年的一天，一位大學生模樣的女孩來到編輯部，要求幫助查找一則20世紀80年代刊登的治療青少年白髮的驗方。細問之下，原來她是上海中醫藥大學的研究生，找驗方是導師給她的作業，因為這則驗方導師當年用了效果很好，如今做專題時還想參考。

　　80年代的刊物，我們還沒有電子版，無法在電腦上快速搜索。女學生就抱了一大堆合訂本，一頁頁地查找。三個小時過去了，她終於如願以償。這則讓兩代中醫人青睞的驗方，就是核桃藥豆。

2.首烏雞蛋

上海中醫藥大學附屬龍華醫院主任醫師、教授　朱大年

【配方】：製首烏15克，雞蛋兩個。
【用法】：入水煎煮後，蛋熟剝殼，再煮片刻，吃蛋飲湯，每日1次。
【功效】：補肝腎，烏鬚髮。適合不宜飲酒者。

3.芝麻烏髮粉

華中科技大學同濟醫學院附屬同濟醫院中醫科副主任醫師　譚立興

【配方】：黑芝麻、花生、核桃、黑豆等量。
【製作】：將以上各物分別炒香，研末和勻。
【用法】：每次1～2湯匙，每日2次，早晚用牛奶、豆漿或溫開水沖食。
【功效】：養血生髮，滋補肝腎。適用於鬚髮早白、脫髮。

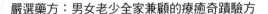
黑芝麻和白芝麻區別

芝麻有黑白兩種，其功效性能大致相同。人們一般認為食用以白芝麻為好，藥用以黑芝麻為佳，藥食兼用最好選用黑芝麻。傳統黑芝麻入藥講究九蒸九曬，認為要發揮黑芝麻的滋養強壯的藥用功效，最好是熟用。芝麻細小光滑，在胃腸中難以完全消化、吸收，應先予磨研或粉碎而後服用。

4.潤膚烏髮酒

吳東輝　藥師

【配料】：當歸30克，玉竹30克，黃精30克，熟地20克，製首烏30克，人參30克，枸杞30克，龜板30克，藏紅花3克。

【製法】：將藥物與白酒（100克藥物需要優質白酒500～600CC）放入陶瓷容器或玻璃瓶內，加蓋密封，放置在陰涼處。每隔幾天搖動數下，20天左右後，酒色濃郁，即可開封飲服。當浸泡的酒服完後，可再加入白酒（按第一次量酌減）第二次浸泡，使藥物得到充分利用。

【功能】：潤膚烏髮，健身益壽。適用於容顏憔悴、面色不華、身體羸弱、皮膚乾燥、鬚髮早枯等患者。

生首烏和製首烏

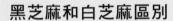
何首烏分生首烏和製首烏兩種，其性味、功效及主治均

有所不同，中老年人用於體虛滋補者是製首烏；生首烏用於大便乾燥便祕者。而「養血烏髮」、「返老還童」，是製首烏的最主要功能。

5.芝麻潤髮方

髮適用 枯黃毛燥

譚立興醫師

【配方】：黑芝麻500克，海帶粉250克，蜂蜜適量。
【製作】：黑芝麻炒香研末，加海帶粉攪拌均勻，裝瓶待用。
【用法】：每次1～2湯匙，每日2次，以蜂蜜加溫開水調服。
【功用】：補血養髮、滋養毛髮。常服可使毛髮潤澤光亮，適用於頭髮枯黃、缺乏光澤者。

　※更多養髮方，參見「脫髮」章節

6.首烏桑椹茶

中國中醫科學院西苑醫院老年醫學研究所研究員　張國璽

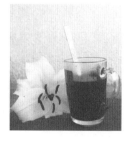

【配方】：製首烏20克，桑椹20克，女貞子10克。

【用法】：水煎代茶飲。

【功效】：補肝腎，烏鬚髮。

＊相關驗方，參見「衰老」章節「桑椹糯米酒」。

7.首烏川芎酒 民間方

【配方】：製首烏1000克，川芎100克，桂圓肉適量，米酒4000CC。

【製法】：選一稍大的乾淨酒罈，將酒倒入酒罈內，再將製首烏切成20公分的寬片，川芎片、桂圓肉洗淨後，一齊放入酒罈內，封口浸泡一個月以上，即可服用。

【用法】：一般每天早晚各服一次，每次25～30CC。

驗方故事

　　我長期從事腦力工作，也許是用腦過度的緣故，剛過不惑之年，白髮即爬上了頭。於是，有位好友向我極力推薦一則烏髮驗方，以便摘除這頂「未老先衰」的帽子。

　　開始我不敢服用，總覺得它沒有什麼科學根據。直到白髮多得我實在不耐煩了，才壯著膽子試用了一段時間，結果療效大出意料之外。白髮逐漸轉灰色，接著由灰色轉深棕色，再由深棕色轉成黑色。整個轉變過程不是始於髮根，而是從髮梢開始的。

除此之外，我食慾佳，睡眠改善了，便祕也不治自癒，皮膚光滑，面色紅潤，渾身有力，體重增加。　（梁向東）

專家評方

上海中醫藥大學附屬龍華醫院主任醫師、教授　朱大年

中醫認為，人到「六七」（42歲）後，腎精與氣血漸見衰退，頭髮開始變白是很正常的事。不過梁先生40剛過就白髮增多太快，已感到不耐煩了，並還有皮膚乾燥、睡眠不好、體弱乏力等肝腎虛虧、氣血不足的症狀，說明他已有了早衰的表現，應及時進行調治。

在梁先生使用的這張食療方中，何首烏是主藥。其性苦微溫，能補肝腎、益精血、烏鬚髮，還有潤腸通便的作用，可治療血虛頭暈、腰膝軟弱、筋骨痠痛、失眠健忘、鬚髮早白等。

現代藥理研究證實，何首烏能降血脂，防止動脈硬化；能促進血細胞的生長和發育，有顯著的抗衰老作用。中年人經常使用何首烏，可防止早衰的發生和發展，也許這正是梁先生頭髮轉黑的奧祕所在。川芎藥性辛溫，具有活血行氣、祛風止痛的功效，是補血名方四物湯中的一味要藥。它不僅通達氣血，還可引藥上行頭部，故可加強何首烏的烏髮功效。桂圓肉又稱龍眼肉，藥性甘溫，具補益氣血、安神寧心的作用。此藥味道鮮美，營養價值頗高，含有豐富的葡萄糖、蛋白質和多種維生素，與何首烏、川芎同用治療白髮，可謂相得益彰。

總之，這張食療方組成合理，抓住了補益肝腎、調補氣血這一要領，使梁先生的早衰得到控制，白髮很快轉黑，全身情況有了明顯改善。此方用米酒之類低度酒浸泡，屬中藥補酒，只要是

沒有嚴重的心血管疾病和肝腎疾病的人，都可以長期服用。

＊如果在此方中再加100克枸杞，則補益肝腎的作用將會更
好。

8.扶桑至寶膏

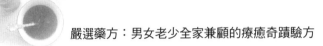

古方DIY

【**配方**】：霜桑葉500克，熟黑芝麻120克。

【**製法**】：先以水煎桑葉，前後取3次濃藥汁，去渣。合併3次藥
汁，調入芝麻粉，小火煎熬至稠，調入蜂蜜攪勻，微沸離火，冷
卻後裝瓶收貯。

【**服法**】：每日早晚兩次，各服1～2匙，溫水沖飲。

【**功效**】：駐容顏、烏鬚髮。

驗方故事

我才剛步入中年，兩鬢就冒出了不少銀絲。雖然很煩
惱，卻也不敢輕易使用染髮劑。經學中醫的朋友建議，我開
始嘗試自己製作烏髮方。第一次做膏滋，當然要選最簡單
的。好不容易覓到一款據說烏髮養顏效果非常好，而且只有
兩味主藥材（桑葉和黑芝麻）的古方「扶桑至寶丹」。

桑葉是中藥店買的細碎片，芝麻粉和蜂蜜是食品商店買
的。由於500克桑葉普通湯鍋盛不下，而且不能使用不銹鋼
鍋，我只得向媽媽借來已棄用多年的大陶鍋。

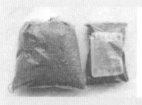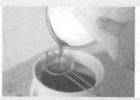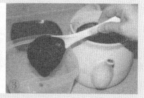

　　一切材料準備就緒，按照製法建議，首先在大陶鍋內盛入桑葉，加淨水浸泡10分鐘。然後小火慢煎，先後將藥汁用網勺過濾去渣後取汁，盛入陶罐。加入黑芝麻粉120克左右攪勻，繼續小火慢煎至稠。再加入蜂蜜約100CC。小火煮沸後離火等待冷卻。

　　冷卻後試舀一勺，藥膏黑亮黏稠而不結塊，心裡不禁暗暗得意。於是，找來罐子裝好密封。最後半勺，用開水沖調後品嚐，桑葉的芬芳和著芝麻的濃香、蜂蜜的甜美，竟然是別樣的美味！

（蕭峰）

專家評方

上海中醫藥大學教授　達美君

　　扶桑至寶丹是著名的補益古方，《保生要錄》（宋）、《壽世保元》（明）、《醫方集解》（清）等均有記載。方中桑葉、黑芝麻、蜂蜜，僅三味，卻能駐容顏、烏鬢髮、延年益壽。

　　桑葉，早見於《神農本草經》。經霜後採收，生用或蜜炙用。本品味苦甘，性寒，歸肺、肝經，具疏風解熱、清肺潤燥、平肝明目之效。桑葉常用於風熱感冒、發熱頭痛、咽痛咳嗽等症，因其有輕清疏散及滋陰降火之效，也常用於肺熱所致的痤瘡、色斑、肌膚甲錯（皮膚枯槁）、更年期潮熱出汗等症。現代研究發現，桑葉含有芸香苷、檞皮素，具有降壓、降脂作用；所

含的脫皮固酮，有較好的降血糖作用。

黑芝麻性味甘平，有補血明目、祛風潤腸、生津通乳、益肝養發等功效，常可用於虛弱、白髮、貧血、津液不足之大便燥結、面色萎黃等症。

蜂蜜性味甘平，具潤肺補中、緩急解毒、潤腸通便之功效，適用於肺燥咳嗽，腸燥便祕，胃脘虛痛，口瘡舌碎等症。據《本草綱目》載，蜂蜜入藥其功有五：清熱、補中、解毒、潤燥、止痛，可和營衛，潤臟腑，通三焦，調脾胃。

古代製作扶桑至寶丹時，需將黑芝麻搗碎熬濃汁，和蜜煉至滴水成珠，加入已研成末的桑葉為丸，甚是繁複。現改良成膏，比較適合快節奏的現代生活。本方含糖，故糖尿病者不宜；蜂蜜通便，慢性腹瀉者亦不宜。

延伸閱讀

緣何年少就白頭？

泰山醫學院附屬醫院皮膚科主任醫師、教授　張開紅
泰山醫學院附屬醫院皮膚科主任醫師、教授，泰安市皮膚性病學會主任委員　曾昭訓

白髮本係衰老的生理變化之一，一般在40歲以後才逐漸發生。那麼，青少年為什麼會長白髮呢？原來，頭髮的顏色主要取決於毛髮內所含黑色素顆粒的多少，色素多時頭髮顏色就深就黑，倘若失去色素顆粒，被氣泡所代替就表現為白髮。

我們測量白髮429根，黑髮541根，發現白髮比黑髮稍粗，可能與其所含氣泡有關。顯微鏡下顯示，頭髮根部末端膨大呈球狀，稱為毛球，是頭髮的生長點。此處聚集著毛母角化細胞和毛

母色素細胞，前者產生一種叫角朊的硬蛋白質，使頭髮不斷生長，後者製造黑色素，使頭髮烏黑。毛球底部凹陷，稱毛乳頭，內含豐富的血管神經，以營養頭髮，維持頭髮生長。因此，任何誘使毛乳頭的營養供應障礙或影響毛髮色素顆粒合成的因素，均可導致頭髮變白。

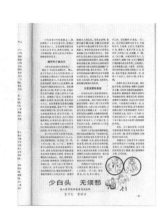

在治療上首先應保持精神愉快，倘若為此而愁腸百結，只會更添白髮。還要注意鍛鍊身體及調節飲食，多吃一些粗糧、豆類、綠色瓜果蔬菜，如菠菜、番茄、苔菜及動物肝臟、海帶、黑木耳等含B群維生素及含銅、鐵等元素較的食物，以維持黑色素顆粒合成所必需的原料。如白髮是由其他疾病引起的，應積極醫治有關的疾病。

藥物治療可適當選用維生素類：❶維生素A2.5～5萬單位，一日三次。維生素B_1、B_2、B_6各10毫克，一日三次。❷泛酸鈣20毫克，一日三次。❸中藥以滋陰烏髮為主，方選何首烏、生地黃、女貞子、旱蓮草各15克，桑椹子、菟絲子各12克，炙甘草、川芎各6克，水煎服，日一劑，分三次口服。中成藥何首烏片、七寶美髯丹、桑椹子膏，女貞子糖漿等長期內服均有烏髮作用。

麥飯石茶

麥飯石含多種微量元素，久服有一定療效。我們試用泰山麥飯石粗粉15克，袋裝，泡水代茶飲，每週更換一次，連用4個月以上，治療40例，有效21例。

十七、斑禿

斑禿是一種局部性脫髮，驟然發生，多有自癒傾向。初發、病情局部的患者，可透過自我療法較快獲癒。

◎ 臨床驗方：崔氏「生髮酊」
◎ 長服效方：柏歸丸
◎ 民間驗方：生薑擦頭皮

1.崔氏「生髮酊」 臨床方

河南中醫學院　李鳳玲醫師

【配方】：骨碎補30克，鬧羊花15克，赤黴素200毫克，75%酒精1000CC。

【製法】：將骨碎補、鬧羊花研末，浸入酒精內，3天後加入赤黴素，並多次搖晃混勻。

【用法】：外塗治療，用時以毛筆或棉花棒蘸藥液塗抹皮損處，每天4～6次。

【功效】：治療斑禿。一般患者塗藥後局部會微有癢感，第2週開始皮損處出現新的毛髮。

【禁忌】：對酒精過敏者不可用。局部皮膚有疼痛或燒灼感需停藥。

作者經驗

河南中醫學院血液科主任醫師　崔公讓

我院知名教授崔公讓臨證50餘載，學驗豐富，辨證精確，用藥簡潔，擅長治療各種疑難雜症。他所創製的治療斑禿驗方「生髮酊」，效果顯著。

崔氏「生髮酊」有別於他人之處，是採用了赤黴素和鬧羊花這兩種藥物。赤黴素為雙萜化合物，是一種植物生長激素，廣泛分布於被子、裸子、蕨類植物和褐藻、綠藻、真菌

和細菌中，尤其是未成熟種子中含量更高。其最明顯的生物活性是刺激植物細胞成長，可部分代替長日照的作用，使一些植物在短日照下開花結果；能誘導 α 澱粉酶形成，加速胚乳細胞中貯藏物質的水解。曾有報導應用赤黴素治療瘰瘡，有良好促頑固性潰瘍上皮組織生長的作用。

本方中應用赤黴素目的，在於協助其他藥物促使毛髮再生。此藥無刺激性，臨床尚未發現有毒副作用。鬧羊花又名羊躑躅，味辛、有毒，有鎮痛、驅風、除濕功效。文獻中尚無用鬧羊花治斑禿的記載，崔教授取其辛香走竄、驅風祛毒之效，以祛除血中濕毒頑癖。

【註】赤黴素是大陸的用語，台灣叫激勃素，又叫吉貝素，農藥行就有，興農也有。

2.柏歸丸

西安交通大學醫學院教授　楊世興

【配方】：側柏葉（焙乾）500克，當歸250克。

【製法】：共碾為細末後，蜂蜜為丸，每丸重9克。

【用法】：每次服1丸，一日三次。此藥無任何副作用。一般服一個月左右，新髮即可長出，如再加用鮮生薑片外擦患處，可提高療效。

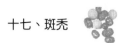

【功效】：榮血生髮。

> ## 蜜丸的作法
> 　　將藥物研成細粉，用煉製的蜂蜜作為黏合劑製成球形的固體劑型。蜜丸性質柔潤，作用緩和持久，並有補益和矯味作用，常用於治療慢性病和虛弱性疾病，需要長期服用。

3.首烏酒

上海市中醫文獻館主任醫師　袁雲瑞

【配方】：取何首烏20克，山萸肉10克，桑椹子15克，補骨脂9克，當歸10克，生熟地各10克。

【用法】：浸泡於1000CC的黃酒中，密封兩星期，即可飲用。每天晚飯後飲15CC，連服一月。

【功效】：補腎養血、祛風潤燥，治療斑禿。

4.三子生髮湯

上海中醫藥大學附屬龍華醫院主任醫師　李詠梅

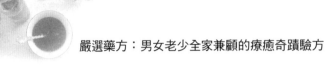

【配方】：女貞子、枸杞、菟絲子各10克，黑大豆30克，生山楂15克。

【用法】：三子和山楂先煎汁備用，黑豆加水煮熟後，加入三子與山楂汁再煮15分鐘，加糖適量，喝湯吃豆。

【功效】：補腎活血、養血生髮。

5.生薑擦頭皮

老薑效果更好

上海交通大學醫學院教授、上海市食療研究會副理事長丁鈺熊

【配方】：鮮薑兩三片或薑汁一碗。

【用法】：時時摩擦頭皮。

【功效】：溫養肌膚毛孔，治療斑禿。

作者經驗

　　生薑含揮發油，薑辣素等成分，能增強血液循環，故外用可改善局部皮膚供血和營養，促進毛髮生長作用。所以，可用來治血虛髮失榮養所致的斑禿。一般用老薑效果好。應用時切成約0.2公分厚的薄片，每日擦患部3～4次。生薑治斑禿雖然有一定作用，不過並非特效，應維持正規治療。

讀者回饋：

生薑治斑禿真的有效

郭永華醫師

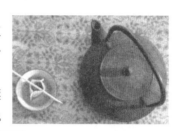

2009年第9期，李斌教授在對「生薑擦頭皮能治脫髮嗎？」問題的解答中說，適合用生薑治療的脫髮，是常見的斑禿。對此，我深有體會。

1987年，年屆不惑的我因持續的工作壓力，滿頭的黑髮像鹽鹼地裡的農作物一撮一撮地脫落。頭髮脫落處的頭皮光得出奇，連毛孔都找不到。

在兩個月裡，我吃了中藥、用過西藥，都沒有用，這時有一位老工人教我用生薑擦頭皮。我像抓住救命稻草一樣不停地擦，直擦得頭皮通紅發熱，二十多天後，我用手摸到了毛茸茸的軟髮。

喜出望外下，我一有空就擦。兩個月後，新髮完全長出來了，只是其中參雜了少許白髮。二十多年過去，我的頭髮一直生長正常。

我的經驗談是：每次使用這個方法時務必要用新鮮生薑，或著把用過的生薑表層削去，露出水分多的新鮮層，擦的時候也必須擦到頭皮發紅、發熱為止。

生薑擦頭皮，莫要亂擦

誤用驗方

上海中醫藥大學附屬岳陽中西醫結合醫院皮膚科主任醫師、教授　李斌

生薑是我國最早使用的藥物之一，在中醫學臨床和民間都有悠久的歷史和廣泛的應用。現代研究證實，生薑中含有揮發油、薑辣素等，外擦後能刺激頭皮血管，增強局部血液循環，促進頭髮的生長。

值得注意是，生薑的效用源於它的刺激性，其不良反應也源

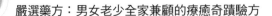

於此。過度的刺激會造成頭皮出現紅斑、水皰等不良反應。對「奶禿」的嬰兒用生薑刺激頭皮，很可能導致上述不良反應。而常見的脂溢性脫髮，中醫辨證多認為是肝膽濕熱鬱積、薰蒸頭面皮膚所致。熱病宜寒之，生薑性溫，故也不適合治療這一類型的脫髮。

事實上，適合用生薑來治療的脫髮，是常見的斑禿。中醫認為斑禿是由於肝鬱日久，氣血耗損，不能溫養肌膚毛孔所致，頗適合用生薑來溫養。另外值得注意的是，中醫學治療脫髮的優勢，在於整體觀念、辨證論治。中醫認為「髮為血之餘」，「腎其華在髮」只有結合內在臟腑，標本兼治，才能獲得理想效果。

驗方故事

27年前，女兒剛出世時，醫生對我說：「小寶寶，沒頭髮。」護士小姐抱過來，我一看，真的，寶寶沒有頭髮！人家的小寶寶都有軟軟的小胎毛，她是小光頭！我媽說：那是小奶禿，大了就好了。沒幾天，奶奶來看我。奶奶生了7個小孩，又幫別人帶了幾個孩子，有經驗著呢，她告訴我一個小偏方：拿生薑給寶寶擦頭皮，非常好用。

媽和先生都不同意，說孩子這麼小，頭皮這麼嫩，別擦壞了。公公來信也說：我們家孩子都這樣，大了就好了。可是我就是性子急，偷偷地拿薑片給寶寶擦。沒幾天，寶寶頭皮發紅了。我趕緊抱去醫院看。醫生說：生薑是很刺激的東西，嬰兒頭皮那麼嬌嫩，你這樣弄，頭皮要是發炎了，引起毛囊炎，影響髮根生長，就真長不出頭髮了，快別這麼做了。

後來，寶寶果然慢慢長出了頭髮。到了小學，頭髮就能紮個馬尾了。現在，已是長髮飄飄了。　　　　　（張萌）

十八、皺紋

　　沒有皺紋、光滑潤澤的肌膚不僅賞心悦目，而且是內在健康的象徵。現代人也越來越接受「由內而外」的護膚理念，不再局限於外用藥塗抹，而善於結合藥膳、藥茶，來達到機體氣血健旺、皮膚光滑亮澤的目的。

◎ 大多數人適用的養顏茶：枸杞玉竹茶
◎ 民間驗方「胎盤包餃子」能吃嗎？：紫河車粉
◎ 經典調經養顏方：歸耆烏骨雞

1.地黃首烏粥

浙江省杭州市第117醫院中醫科　何永生醫師

【配方】：生地黃（大便溏薄者用熟地黃）15克，製首烏15克，米100克，白糖少量。

【用法】：將生地黃、製首烏加水煎取藥汁，去渣，再加米煮粥，熟後加入少量白糖調勻，即可食用，分2次，1日服完。

【功效】：養陰潤膚、除皺。

2.薏仁奶茶

北京市員警醫院中醫科　殷蘇燕醫師

用鮮奶製作的藥茶

【配方】：薏仁20克研成細末、鮮牛奶250CC。

【製法】：將薏仁研成細末，與鮮牛奶共置小砂鍋中煮，邊煮邊攪拌，至牛奶煮沸即成。奶茶溫飲，薏仁末可吞下。

【功效】：潤膚潔面，適合平素脾胃虛弱的人。一般而言，配製藥茶的溶劑是水，此茶方卻用了牛奶，可謂獨樹一幟，健脾利濕、豐澤肌膚的功效更強。

3.冬瓜粉

上海中醫藥大學附屬曙光醫院皮膚科主任醫師　潘祥龍

【配方】：冬瓜仁、清酒適量。

【用法】：冬瓜仁煮沸後取出曝曬乾，反覆三次，清酒浸泡一晝，再曝曬乾後碾細末。每日服食一匙。

【功效】：悅澤、明目。

4.歸耆烏骨雞

以內養外

上海市中醫醫院主任醫師、教授　孟仲法

【配方】：750克左右烏骨雞1隻，當歸10克，黃耆20克。

【製法】：烏骨雞弄淨後去頭及腳，切塊；另取當歸、黃耆，用紗布袋包紮，與烏骨雞加湯同燉或隔水蒸熟。待雞熟、藥出汁後，將紗布袋取出略擠餘汁，再加鹽、薑、酒等調味品蒸煮片刻即成。

【方解】：烏骨雞性溫味甘，含有豐富的蛋白質和不飽和脂肪酸，食後卻不會使血脂增高和發胖。烏骨雞還含有豐富的鐵、鈣、磷及多種人體所需的礦物質及維生素，黑膠體、甾醇、3-甲

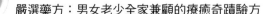

基組氨酸等，對貧血、病後、產後的婦女有良好的滋補作用，可加快身體的康復。因此，烏骨雞一直被視為婦女補血調經的有效食品，與當歸、黃耆同食，更算得上好補品了。歸耆烏骨雞不僅對虛弱者有效，對健康婦女也頗有裨益，它能使人精神充沛、容顏紅潤亮麗、月經順調，可謂是日常有益的健康菜餚。

5.紫河車粉 民間方

【配方】：新鮮胎盤一具，花椒適量。

【製法】：先將胎盤中的血管直行切開，去除血塊，用清水反覆漂洗乾淨（或用米泔水清洗，再用清水漂洗乾淨），去除筋膜。然後，將胎盤置於花椒水內（花椒水需預先置備。將花椒一小撮，布包後加水適量，在砂鍋內煮開，棄花椒，即為花椒水）煮，約3分鐘後撈出，瀝淨水。加適量黃酒拌勻後，再置蒸籠中蒸透，取出，烘乾研粉備用。貴州、安徽等民間的作法，不是將處理好的胎盤放籠屜中蒸，而是將其直接放在陶瓷瓦片上小火烘乾（常翻動，勿烘焦），研粉備用。

【服法】：每次服紫河車粉3克，一日2～3次。

【功效】：性溫，味甘鹹，無毒，入肝、脾、腎三經，具有補氣，養血，益精之功效，主治婦女氣血不足、面色無華、月經過少、閉經不孕，羸瘦虛損等。

胎盤為什麼又稱為紫河車

胎盤，中醫又稱為紫河車，俗稱「胞衣」。古人認為胎兒坐著胎盤這輛小車跨過天地、陰陽、乾坤之界降臨人世，又因為胎盤焙乾後入藥呈紫色，所以謂之「紫河車」

讀者提問

我媽媽最近得了一個抗衰駐顏的祕方：吃胎盤。為了能經常有胎盤可以吃，媽媽在左鄰右舍、親朋好友中積極蒐集「情報」，只要聽說誰家媳婦要生了，就高價預約。媽媽總是把胎盤剁碎了包餃子，覺得既方便又好吃，這樣可以嗎？

網友回饋

這問題讓我想起了在網上看到的哈爾濱「胎盤宴」。胎盤畢竟來自人體，無論從倫理角度還是衛生角度看，它都不能作為食品擺上餐桌。食品衛生監管實在很重要啊！果子狸、猴腦，這些「病毒使者」的教訓還不夠深刻嗎？還是不要把胎盤當菜餚直接吃吧！

專家回覆

上海中醫藥大學龍華醫院婦科主任　李祥雲

把胎盤剁碎了包餃子吃，民間確實是有這種作法，有人還加上瘦肉與胎盤一起剁碎了包餃子。這種吃法不科學，一來一只胎盤一次吃掉，量太大了，即使少吃點，也無法估計劑量；二來胎盤是產婦的生理產物，如果產婦患有肝炎或有其他傳染病，吃這種胎盤就有染病的危險。所以，一定要選用健康產婦的胎盤，

千萬不要在左鄰右舍、親朋好友中貿然「收集」。所謂健康的產婦，不是平時沒病、生活作息正常，看上去外表健康就可以了。只有經過血液生化檢查等，顯示無傳染性疾病，以及孕期檢查一切正常者，這樣的產婦的胎盤才可放心食用。

胎盤是血肉有情之品，是具有補氣，養血，益精的上等補益佳品，冬令進補時可常選用。但食用胎盤時也不可過量，不要貪多。再者，胎盤畢竟是補益劑，無虛證者不宜亂補，否則反而無益。如不清楚自己是否適合吃胎盤，應走訪中醫師，在醫師的指導下安全、合理地食用。

6.枸杞玉竹茶

北京市員警醫院中醫科　殷蘇燕

【配方】：枸杞20克，玉竹10克。

【用法】：共置玻璃杯中，沖入沸水約300CC，攪勻，加蓋燜泡約20分鐘後代茶頻飲。飲完後再加沸水約200CC，燜泡20分鐘後飲，可泡2～3次。

【功效】：此茶具有滋陰潤燥、嫩膚悅顏的作用，氣候乾燥的秋季尤其可多飲。

7.蘆薈除皺汁

顧學裴

【配方】：蘆薈、雞蛋清。

【用法】：用一湯匙純蘆薈汁，與雞蛋清一起倒入杯中調勻，每晚洗臉後，將其塗在臉上，並用手按摩。每晚一次。用藥時間根據皺紋的深淺、多少而定，一般15～30天可見效。

【功效】：減輕臉部較深、較多的皺紋。

更多用法

◆ 如果眼角魚尾紋較深，可用純蘆薈汁一湯匙，加入雞蛋黃調勻，用脫脂棉簽蘸取塗敷眼角處，保持數分鐘，使有效成分透皮吸收，再進行10分鐘左右的按摩（用手掌或電按摩器），每晚一次。

◆ 因吸菸、失眠或露天作業引起的臉部皮膚粗糙、乾燥或皺紋增多者，可在每晚洗臉後，用軟毛刷或脫脂棉籤蘸蘆薈汁塗於臉上，5分鐘後洗去，這樣持續使用一個多月，可使面容改觀。

◆ 也可將蘆薈汁加3倍水稀釋調勻，加入肥皂片（品質好的肥皂片都呈中性，用於洗臉無刺激性）少許，溶化後用其洗臉。還可用蒸熱的軟毛巾灑上稀釋的蘆薈汁少許，在臉上熱敷，此法具有潤膚增光之效。

十九、色斑

時光流逝，雀斑、妊娠斑、黃褐斑、老年斑接踵而來。很多人發現色斑後，急於用化妝品塗抹消滅，而忽視了色斑的內在成因。補腎、疏肝、活血的中藥，可調治內分泌紊亂，抑制黑色素的生成和分泌，在黃褐斑和妊娠斑的治療上特別有效。

◎ 傳說流行2000多年：扁鵲三豆飲

◎ 邊吃邊塗的水果中藥方：銀杏去斑潤膚面膜

◎ 「肉皮養顏說」真實亮相：桃花豬皮凍

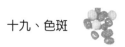

1.薑蜜除斑水

安徽省馬鞍山市婦幼保健院康復醫療科　胡中林醫師

【配方】：鮮薑、蜂蜜。

【用法】：取適量鮮薑放入水杯中，200～300CC開水浸泡5～10分鐘後，加入少許蜂蜜攪勻後飲用。

【方解】：隨著年齡的增加，許多老年人的體表尤以臉部及手背等部位出現點點「褐斑」，俗稱老年斑。醫學研究認為這是體內自由基作用的結果。人體的自由基是一種衰老因子，它作用於皮膚引起「鏽斑」，而生薑正是除「鏽」高手。生薑含有多種活性成分，其中的薑辣素有很強的抑制自由基活性的作用。

作者經驗

　　根據我們的經驗，飲用生薑蜂蜜水一年多，臉部和手背等處的老年斑會有明顯改變，或消失，或程度不同的縮小，或顏色變淺變淡，而且不會繼續生長。

相似驗方鮮薑療法

我吃掉了「老年斑」

讀者王秀蘭介紹：

隨著年齡的增長，我的臉、手背、身上先後出現點點塊塊片

片之狀的扁平黑褐色斑點。老年斑雖然不影響生活，但卻是衰老的一種表現。為了去掉老年斑，我試用了多種療法，其中療效較好的是鮮薑療法。經過兩年多的食療，顯示效果有目共睹，老年斑顏色漸漸變淺、形狀縮小、數量減少了。

我的鮮薑療法是這樣的：先將老薑洗淨後切成小薄片，每日早晨空腹嚼含三、四片，最好嚼含5~10分鐘；午飯時再把薑切成小碎塊摻到菜、湯、米飯中食用，另外，把切好的薑塊放到碟子裡加上佐料，佐餐用。其次，常食用富含維生素E的食品，如：大豆、植物油、花生、芝麻、蜂蜜、瓜子、蛋黃、玉米、核桃、動物肝、黃綠色蔬菜等。

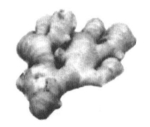

2.扁鵲三豆飲　　｜傳說流行2000年｜

上海中醫藥大學附屬岳陽中西醫結合醫院主任醫師　朱南孫

【配方】：綠豆12克，紅豆12克，黑豆12克，生甘草9克，蜂蜜適量。

【用法】：煎湯代茶，頻飲，並將煮爛的三種豆類揀出，空腹食用。

【功效】：清熱解毒，利水消腫，消除面部色素沉澱，尤其適合夏天以此為飲品，既解暑熱、又去色斑。

三豆飲的傳說

三豆飲相傳由扁鵲創製，《世醫得效方》（元）和《證治準繩》（明）亦有記載，有稀痘清毒、解毒消腫之功效。當代著名中醫學家朱南山早年應用本方治療咽喉腫痛，腳氣浮腫，癰毒熱瘡，食物中毒等症，其傳人朱南孫亦善用本方，原方加金銀花、鉤藤，則能鎮痙消腫、清熱安胎，尤宜子癇先兆期。婦女面部黃褐色斑一般係由腎水不足、肝熱偏盛所致，本方加生地、白芍等，則有消斑功效。

3.桃花白芷酒

諸城市中醫院中醫科主任醫師、教授　王永壽

【配方】：花苞初放及開放不久的桃花300克，白芷40克。

【製法】：同放於瓶中，加上等白酒1000CC，密封，1個月後開封取用。

【用法】：每日早、晚各飲桃花白芷酒1盅，同時倒少許藥酒於手掌之中，雙手對擦，待手心發熱後，來回擦面部。

【功效】：本方能去臉部黧黑斑，治療面色晦暗、黑斑或產後面黶等症。此法安全可靠，製作簡單，一般在使用40～60天時奏效，色斑消失，面色變得紅潤而有光澤。

4.桃花豬皮凍 民間方

【配方】：新鮮豬皮1000克，薏仁、茯苓各20克，白瓜子10克，白僵蠶、白附子、桃花各5克，以及蔥、薑少量。

【製法】：先把豬皮洗淨、切成條（1公分左右寬），然後將薏仁、茯苓、白瓜子、白僵蠶、白附子和蔥、薑放入一隻乾淨的白布袋裡，一起放在鍋裡，再加1500CC左右的水和適量料理酒，用猛火燒開後改小火煮2小時。如果湯少可一點點加開水，但注意不要焦底。在煮好以後，用涼水盆將鍋冷卻，使肉湯成凍狀。

【用法】：經常食用。

【功效】：活血祛風、養陰清熱，頤養容顏、延緩皮膚衰老。

驗方故事

我生完孩子以後，又做過一次乳房膿腫手術，身體很虛弱。不僅面色暗黃，有蝴蝶斑，全身皮膚乾燥，手腳皮膚出現裂口，頭髮枯黃稀落，而且血紅蛋白只有90克/升。後來，我找一位著名老中醫看過兩次，他給我開了兩張食療方，幾年持續使用下來，竟有意想不到的效果。

方一：紅棗、桂圓各5個，花生（不去衣）、紅豆、薏仁各20粒，人參1克，糯米100克，一起放入砂鍋煮粥。煮粥的火不可太旺，並經常攪動以防焦底。每日吃一、二次，每次吃一碗。吃了一個月後，我就感覺到身體有力氣，精神也好起來了。吃了兩個月後，血紅蛋白已達到130克/升。

方二：就是桃花豬皮凍。我每星期做一次，吃時切成

塊，可隨意加些調料，吃幾頓不限。大約吃了半年，我全身皮膚變得白嫩、有彈性，尤其是臉部皮膚細嫩平滑，蝴蝶斑幾乎沒有了蹤影。　　　　　　　　　　　　　（趙桂傑）

專家評方

上海中醫藥大學附屬龍華醫院主任醫師、教授　朱大年

從中醫的角度來講，方一屬以補氣血為主的藥粥方，是針對趙女士產後和乳房手術後出現氣虛血虧而擬的。此方的補氣養血效果很好，各種貧血患者都可以經常服用。但是，其藥性偏於溫燥，平時大便祕結、內熱較重的人，不宜長期連續服用，每週吃1～2次就差不多了。

在方二的組成中，新鮮豬皮用量較大，非常引人注目。豬皮藥性甘平，具有滋陰潤燥的功效，是一味補而不膩，「以皮補皮」的佳品，營養價值頗高。白瓜子即南瓜子，雖然多用來驅蟲利水，但含有豐富的蛋白質、維生素等，因此也常用於治療貧血、營養不良等病。尤其值得一提的是桃花，藥性苦平，有活血化瘀、潤腸通便的作用。早在唐代醫籍《備急千金要方》中，就極力讚美桃花美容之功，甚至還誇張地說可「令百歲老人面如少女光澤潔白」。

中醫美容的主要治法，不外乎活血、祛風、養陰、清熱等，此方基本上具備了這些功能，所以效果十分明顯。

＊關於「方一」的詳細評方，參見本書產後病章節「紅棗桂圓粥」。

特別提醒

不過，鑒於桃花的潤腸通便作用，凡脾胃虛弱、大便稀薄者，在應用此方時，建議去除桃花，用少量的丹參取而代之，因為丹參同樣具有活血化瘀的作用。

改進製法

也可以加入適量的新鮮石斛，利用其養陰生津作用，製方一的溫燥之性。另外，方中人參每次僅用1克，劑量偏小，若以西洋參或生曬參為例，劑量可增加到3克左右，補氣作用將會更加理想。

5.珍珠面膜 原創方

解放軍總政治部白石橋門診部　田紹俠醫師

【配方】：珍珠粉1～2克，維生素E膠丸5粒，蜂蜜、澱粉適量。

【製法】：把珍珠粉倒入一個瓷碗內，剪開維生素E膠丸，將其內容物擠入碗中，加入蜂蜜，攪拌成稀糊狀，再加入澱粉攪拌為稠糊狀備用。

【用法】：潔面後，用溫熱毛巾敷面5～10分鐘。將調製好的面膜塗於面部。每次保留30～50分鐘，每週1～2次。

【功效】：消退黃褐斑、美白。

作者經驗

我是一名基層醫生，觀察到來我門診部就診的黃褐斑患者，大部分用過脫色劑和剝脫劑，雖然能較快地把局部色素

去除，但過後很快復起。我用中藥珍珠面膜「脫色」，雖然起效緩慢，但效果持久。

　　上方對發病一年以內、面部色素沉積較淺的黃褐斑患者效果較佳，長期應用還能預防皮膚衰老、增白駐顏、改善面部皺紋。如發病時間久、色素沉積較深或面積較大或伴有婦科疾患，僅靠外用治療效果不顯，必須在辨證後結合口服藥物治療。

專家評方

上海中醫藥大學附屬岳陽中西醫結合醫院皮膚科主任醫師、教授　李斌

　　這位基層醫生推薦珍珠粉加維生素E外敷治療黃褐斑，效果顯著。不過第一次使用前最好還是在耳後做過敏測試，以免出現過敏反應。此外維生素E每次用量在0.2克左右，上述讀者推薦每次5粒（約0.5克）的劑量略顯偏多，雖至今未出現因維生素E膠囊內容物外塗引發脂肪粒的報導，但有學者報導因維生素E外塗過多引起接觸性皮膚炎的報導。

　　此外，該祛斑面膜不必每天進行，每週做1～2次即可。對於皮膚比較乾燥的患者可加入一點蜂蜜（別加多，否則不容易在臉上抹勻），其營養元素透過珍珠粉這個媒介，把營養物質送進去，發揮美容效果。

　　當然，對於發病時間久、色素沉積較深或面積較大或伴有婦科疾患，僅靠珍珠粉內服及外用是很難達到治療效果，必須在辨證的基礎上結合口服藥物綜合治療。

更簡單的珍珠粉牛奶面膜

在一個乾淨的容器裏，先倒進2匙麵粉，0.3克珍珠粉，再配以牛奶和蜂蜜，攪拌調勻。蜂蜜量不要太多，否則珍珠粉在臉上不易塗抹均勻。潔面後，將調好的珍珠粉混合物均勻敷在臉上，20分鐘後用溫水洗淨。可提供肌膚需要的多種養分，滋潤美白肌膚。每晚臨睡前使用，效果最佳。

6.「明珠」褪斑湯

四川中醫藥高等專科學校副教授　姜建輝

【配方】：薏仁50克，蓮子80克，龍眼肉8克，芡實30克，蜂蜜適量。

【製法】：將上述四種原料洗淨入鍋，加水，用大火煮沸後，用微火煮1小時，調入蜂蜜即可。

【食法】：溫熱頓食，每日1次，常食。

【功效】：主治黃褐斑脾虛濕熱型。

【症狀】：面部斑片淡黃、面色蒼白暗淡、神疲乏力、腹部脹悶、小便黃赤、大便乾燥。

7.銀杏去斑潤膚面膜

上海中醫藥大學附屬岳陽中西醫結合醫院中醫內科主任醫師
陶御風

【配方】：生銀杏30克，梨4個，白菊花30克，酒釀50克，牛奶50CC，蜂蜜20CC。

【製法】：梨洗淨、削皮、去核、榨汁後備用。銀杏去殼、研碎，製成銀杏粉。取20CC鮮梨汁與白菊花、酒釀同入鍋，小火煮5分鐘後，讓其自行冷卻。將冷卻的梨汁菊花酒釀與銀杏粉、牛奶、蜂蜜混合，攪勻，製成面膜膏。其餘梨汁作為飲料。

【功效】：銀杏中含有多種維生素和礦物質，其所含的白果醇、白果酚和白果酸有很好的殺菌作用，外用可使色斑淡化。將銀杏與梨汁、白菊花、酒釀、牛奶、蜂蜜合用，潤膚防斑效果更佳。

【適應人群】：中性、油性及混合性皮膚者。

【用法】：

　　1.溫水洗臉後，用蒸面器蒸3分鐘或用熱毛巾敷面5分鐘，使臉部皮膚毛孔充分張開。

　　2.將少量果仁泥均勻塗於面部，用除拇指以外的其他四指，以打圈的方式輕輕按摩面部兩分鐘。

　　3.將剩餘的果仁泥均勻敷於面部，平臥20分鐘。

　　4.用清水將臉洗淨。

　　5.護理結束後，飲用鮮梨汁1杯。

延 伸 閱 讀

珍珠粉選用提示

上海中醫藥大學附屬岳陽中西醫結合醫院皮膚科主任醫師
張　明

　　中醫認為內服珍珠粉有增強免疫力、補充鈣質、保春延衰、改善睡眠、治療潰瘍、養肝明目、輔助降壓等功效；內服珍珠粉還可治療咽炎、便祕和排內毒等。外用珍珠粉則有美白、控油、祛痘、去黑頭、淡斑、生肌等作用。有些地方有給孕婦服用珍珠粉的習俗，這與中醫所認為的「胎前宜涼，產後宜溫」的看法是吻合的。珍珠粉性寒，可增強免疫力、補充鈣質，對孕婦和胎兒有益，但應遵醫囑服用。

　　珍珠粉有兩種，一種是水溶性珍珠粉，人體的吸收率為100%，內服外用都可以；另一種是普通珍珠粉，儘管價格便宜，但吸收率只有5%，不適合內服。內服珍珠粉可每日2～3次含服或用溫開水吞服，每次劑量為0.3～1克。珍珠粉忌與酸性物一起服用，血壓極低者、使用洋地黃類藥物者、腎功能不全者、胃酸缺乏型胃病者、缺鐵性貧血者、膀胱癌患者不宜服用。珍珠粉性寒，一般體質偏寒、結石患者不適合服用，冬天也不適合服用。在內服珍珠粉前，應先要辨明屬於哪種體質，在中醫醫生指導下服用，切莫自行長期服用，因寒性藥物久服傷胃。

鑒別優劣

　　優質純真珍珠粉粉末色澤潔白均勻，摸時手感細膩柔滑，易吸附於肌膚上，聞似有淡腥味，而絕無其他異味。假珍珠粉色澤白於純珍珠粉，在陽光或燈光下仔細觀察可以發

現有閃光。

　　劣質珍珠粉主要原料是加工珍珠首飾時鑽孔鑽下來的粉末，摻入滑石粉而成，色澤偏黃，服用時口感有焦味或臭味。假冒偽劣珍珠粉會因大腸桿菌總數超標等原因，危害消費者的身體健康。

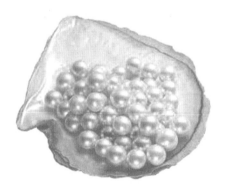

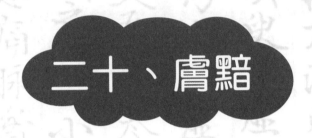

二十、膚黯

如何保持膚色白皙、使得肌膚「白了還要更白」，是愛美女性孜孜以求的目標之一，畢竟「一白遮三醜」嘛！在夏季，女性會想方設法防曬，以防止膚色變黑。平時，更是希望能透過美容祕方來獲得「美白」膚色。

◎ 其實不管是古代還是現代的美容驗方，追求的都不僅僅是「白」，而是膚色的均勻柔和、悅目潤澤。

1.冬瓜洗面藥

上海中醫藥大學附屬曙光醫院皮膚科主任醫師、教授　潘祥龍

【配方】：冬瓜1個，白酒750CC，蜂蜜500CC。

【用法】：去青皮切片，加酒，加水500CC，一同煮爛，用布濾去渣，熬膏加蜜，再熬，貯入瓷器備用。使用時加水調和，塗面，然後用手掌摩擦面部，清水洗去。

【功效】：治顏面不潔，晦暗失色。

> **養顏佳品冬瓜**
> 古人擅長應用冬瓜減肥美容，文獻中記載內服能養身減肥美容，外用可清洗面部、手部皮膚和潤膚護膚增白。

2.桑葉浴

陳慧珍醫師

【配方】：經霜的乾桑葉（中藥房有售）50～100克。

【用法】：加水煎15分鐘左右，涼至適宜沐浴水溫時加入即可。或濃煎，濾去渣後裝瓶，放在冰箱內備用。每天早晨用取兩匙

源自保身要錄

（約30CC）倒入洗臉水中即可。

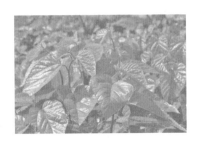

【功效】：桑葉是藥食兩用天然植物種類，是一種經濟方便的保健美容佳品。桑葉中的超氧化物歧化酶（SOD）和含量較高的黃酮類化合物、多酚類化合物都具有清除自由基的作用，能減少或消除肌體皮膚或內臟中的脂褐質，可延緩人體衰老、亮麗肌膚、祛斑增白。桑葉中含的脫皮固酮，稱為脫皮激素，是一類具有促脫皮活性物質，它能促進人體蛋白質的合成，促進細胞生長，刺激真皮細胞分裂，滋養皮膚，產生新的表皮，可改善皮膚粗糙不潤。

3.曬傷噴霧

田　腴（美國）

美國流行的家庭處方

【配方】：蘆薈汁250CC，薰衣草精油40滴，金盞花精油20滴，胡蘿蔔籽精油20滴，薄荷精油5滴（可有可無，主要具有清涼作用）。

【製法】：將上述原料放入一只250CC的深色玻璃噴霧瓶內，並不斷搖晃，直至瓶內液體混勻。然後將瓶子放入冰箱內保存（最長可保存六個月）。

【用法】：將噴霧劑直接噴灑在曬傷的皮膚局部。每日使用次數

不限，直至皮損痊癒。

【功效】：幫助曬傷的皮膚恢復滋潤和光滑，並能預防局部感染和瘢痕形成。

> **作者經驗**
>
> 　　在美國，女性以黑為美。很多女性追求「美黑」而經常接受日光浴，甚至求助於美容院「人工日光浴」，因此皮膚曬傷也較常見。絕大部分美國女性都有在家中自己「治療」輕度皮膚曬傷的技能。這則「曬傷噴霧」，是在美國非常流行的自製處方，因陽光曝曬而出現皮膚發紅，有燒灼、刺痛感的女性可以參考。

4.三白湯

中華中醫藥學會主任醫師　溫長路

【配方】：白芍、白朮、白茯苓各5克。

【用法】：煎水代茶。

【功效】：潤膚、美白。

【方解】：芍藥花是治病的良藥。白芍藥養血柔肝、緩中止痛、斂陰收汗，以用於胸腹脅肋疼痛、自汗盜汗、陰虛發熱、月經不調的治療。「三白湯」出自明代《醫學入門》，為傳統養顏名方，如與甘草9克一起煎服，還可以延緩衰老。

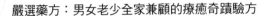
5.草莓美白面膜

上海中醫藥大學附屬岳陽中西醫結合醫院中醫內科主任醫師　陶御風

【配方】：草莓100克，蜂蜜20CC，純水200CC，蛋清1個。

【製法】：草莓去蒂、洗淨，與蜂蜜、純水一同放入攪拌機內攪勻，製成草莓汁。取少量草莓汁與蛋清攪勻，製成按摩膏。剩餘的草莓汁分成兩份，一份用作敷面，另一份作為飲料。

【用法】：溫水洗臉後，用蒸面器蒸面3分鐘或用熱毛巾敷面5分鐘，使面部皮膚毛孔充分張開。將少量按摩膏均勻塗於面部，用除拇指以外的其他四指，以打圈的方式輕輕按摩面部兩分鐘。將面膜紙（美容用品店有售）浸入草莓汁內，待其吸足水分後，輕輕敷於面部。平臥20分鐘後，將面具紙取下，用清水將臉洗淨。護理結束後，飲用草莓汁1杯。

【功效】：草莓中含有豐富的胺基酸、檸檬酸、蘋果酸、果膠、多種維生素和微量元素，與蜂蜜合用，具有潤膚美白之功效。適應人群：乾性、中性或偏乾的混合性皮膚者。

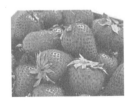

6.曬傷修復方

上海市皮膚病性病醫院主任醫師、教授　蘇敬澤

【配方】：冰水、冷綠茶水或4%的硼酸液。

【用法】：立即冷濕敷。

【功效】：減輕曬傷症狀。適用於烈日曝曬後皮膚紅腫、灼痛者。

曬傷嚴重怎麼辦

外擦爐甘石洗劑、痱子粉、皮炎乳劑等可減輕紅腫、灼痛。如灼痛明顯，可反覆多次用冰水、冰凍牛奶濕敷，亦可用非凝結性冷膜作應急處理。嚴重者（出現紅斑、水腫、水疱）應去醫院就診，在醫生指導下使用各種皮質類固酸霜或消炎痛溶液，以阻止病情發展。

7.隋宮增白方

諸城市中醫院中醫科主任醫師、教授　王永壽

【配方】：桃花（乾品）60克，冬瓜仁75克，橘皮45克。

【用法】：共研成極細的藥末，置於瓷瓶中保存，隨吃隨取。每次1克，每日2～3次，飯後用溫糯米酒送服。

【功效】：本方有活血化瘀、去斑增白、潤膚悅色之功效。可用於顏面較黑或面有黃褐斑者，以及居住於高原、海濱及南方地區，受到較強陽光照射而皮膚較黑的人。

＊相關驗方參見本書色斑章節桃花白芷酒

人面桃花相映紅

桃花的嬌美常讓人聯想到生命的豐潤。古人曾用「人面桃花相映紅」來讚美少女嬌豔的姿容，其實桃花確實有美顏作用。

桃花味甘、辛，性微溫，有活血悅膚、利尿、化瘀止痛等功效。桃花含有山奈酚、胡蘿蔔素、維生素、尼克酸、優質蛋白質、揮發油、脂肪、纖維素等成分，其中山奈酚有較好的美容護膚作用。

據《圖經本草》記載：採新鮮桃花，浸酒，每日喝一些，可使容顏紅潤，豔美如桃花。《普濟方》在介紹「桃花酒」的製法與功用時說：三月三採新鮮桃花，以上等白酒浸泡，49日後服。久服，可除百病，益顏色。

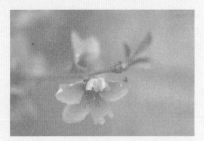

8.曬後保養方

上海市皮膚病性病醫院主任醫師、教授　蘇敬澤

【配方】：維生素E膠囊2粒，蛋清1個，薄荷油5CC。

【用法】：維生素E膠囊刺破後擠出油狀內容物，置於一小碗中，加入蛋清、薄荷油5CC，充分調勻。冷凍後均勻塗於被曬處，保留半小時後，用溫水洗淨。

【功效】：收斂消腫、清涼的效果，適用於日曬後皮膚發紅，灼熱者。

9.曬黑美白方

上海市皮膚病性病醫院主任醫師、教授　蘇敬澤

【配方】：蛋黃一個，葵花子油20CC，奶粉10克，蜂蜜、檸檬汁少許。

【用法】：蛋黃、葵花子油、奶粉、蜂蜜拌成糊狀，最後加入幾滴檸檬汁，隔天敷面一次。

【功效】：使皮膚美白滋潤，適用於日曬後皮膚蛻皮、變黑者。

延伸閱讀

小心盲目美白導致汞中毒

北京朝陽醫院　郝鳳桐醫師

　　筆者所在的醫療機構接連遇到了多名因進行美白治療而導致汞中毒的患者。這些患者都是在定期接受美白治療3～6個月後，逐漸開始出現症狀的。病情較輕的患者僅出現失眠、乏力等症狀，病情較重的患者有頭痛、頭暈、多夢、情緒波動、記憶力減退等症狀。患者因難以找到引起不適症狀的確切原因，通常都經歷了曲折的求醫過程，有的延誤診斷達一年。

　　汞及其某些化合物雖然具有美白、遮蓋皮膚瑕疵的美容作用，但是汞屬於有毒的重金屬，使用不當容易造成中毒，因此各國衛生行政部門明令禁止在化妝品中使用汞。然而，美容行業中的一些不法分子擅自將汞加入美容化妝品中，以達到吸引消費者、牟取暴利的目的。他們這樣做，雖然短暫地美白了消費者的皮膚，但人體卻在美白的過程中慢慢吸收汞，最後可能出現汞中毒。

　　鑒於以上原因，筆者提醒廣大消費者，不管是在美容機構還是在家裡進行美白，都應當對美容產品進行選擇，不要接受成分不明、美白效果特別迅速的藥品或所謂「宮廷祕方」。

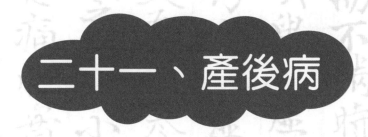

二十一、產後病

　　初為人母雖然幸福，卻可能經歷各種意想不到的困境：會陰撕裂傷、排尿困難、乳汁不下、急性乳炎、回乳困難等。好不容易熬過來了，卻元氣大傷。這裡提供一系列方子，可以幫助產婦從容面對這一特殊時期的各種意外。

◎ 本節驗方治療範圍：尿瀦留、會陰傷、元氣傷……

◎ 治產後病的很多驗方只是應急和暫時性措施。當症狀緩解後，仍需去醫院正規治療、檢查。

1.喉風散治產傷

廣東省江門市新會區婦幼保健院主任醫師　黃玉玲

【方法】：用0.5%碘伏抹洗外陰傷口創面後，噴雙料喉風散覆蓋整個傷口及周邊，每天2次，至傷口癒合。

【功效】：雙料喉風散本是喉科良藥，由人工牛黃、黃連、珍珠、冰片、山豆根、甘草、人中白、青黛等多種藥材製成，具有清熱解毒、消腫止痛及抗炎作用。雙料喉風散傳統用於肺熱毒熾所致咽喉腫痛、齒齦腫痛等症。用於治療產後會陰傷口時，其能長時間停留傷口表面、減輕傷口疼痛感；其抑菌作用可去腐生肌，減緩炎性滲出速度和程度，減輕充血和水腫；同時擴張局部血管，加速血液循環，有利於炎性物的吸收，促進肉芽生長，加速傷口癒合。

作者經驗

　　會陰傷口癒合不良是自然分娩的常見併發症，症見會陰傷口不完全裂開、周圍紅腫有觸痛，創面有膿性或淡紅色分泌物。中醫治療以清熱解毒、消腫止痛治療為主。我們採用雙料喉風散局部治療會陰傷口癒合不良，獲得良好療效。在我們治療的病人中，傷口癒合期最短5天，最長10天，平均6.9天。

2.蘇葉導尿方

第二軍醫大學附屬長海醫院中醫科副主任醫師　蘇永華

【配方】：黃耆和蘇葉各20克。

【用法】：水煎服。

【功效】：幫助產婦恢復自主排尿。

作者經驗

　　孩子順利分娩了，很多產婦自己卻出現排尿困難。臨床上將這種情況稱為「產後尿閉」，是產科的常見病之一。有些產婦還會出現小腹拘急、脹痛難忍，甚至煩躁不安。西醫常採用擠按、插導尿管等綜合治療，雖能取效，但容易因反覆導尿而引起尿路感染。這時可嘗試經驗方。

3.紅酒雞蛋養身方 民間方

【配方】：紅葡萄酒、紅殼雞蛋。

【用法】：每晚臨睡前，用紅葡萄酒一杯，入鍋燒熱，倒入打散的紅殼雞蛋一隻，均勻攪拌，煮至沸騰後離火，待稍涼即可食用。該方連用10天，之後每三天服用一次。

【功效】：補虛強身。

專|家|評|方

上海中醫藥大學附屬龍華醫院主任醫師、教授　朱大年

　　產後最易出現氣血虛虧的症狀。用紅葡萄酒沖雞蛋補養是很適宜的。紅葡萄味甘酸性平，有補益氣血、滋陰生津的功效，由於含豐富的葡萄糖、胺基酸、維生素及鐵質等，故有「果中之珍」的美譽。而紅葡萄酒則味甘色美，滋補養人，酒精含量又很低，適當使用，不失為滋補佳品。雞蛋是常用食品，蛋白質、B群維生素、鈣、鐵、磷含量均很高，不僅能滋陰潤燥，還能養血安神，與紅葡萄酒一起調服，對產後體虛是很有益的。產後用此方調養效果較明顯的原因之一，是因為產後最易出現缺鐵性貧血，而此方中鐵的含量較高，食後對提高產婦血紅蛋白有幫助。

> **特別提醒**
> 宜於斷奶前2天開始，服藥期間宜清淡飲食，少食高蛋白、高熱量食品。

4.澤蘭止痛方

河南省泌陽縣第二人民醫院　趙娟

【配方】：澤蘭30～60克，紅糖適量。

【用法】：澤蘭水煎，加入紅糖沖服。

【功效】：產後腹痛、惡露不淨。一般服2～3劑見效。

5.紅棗桂圓粥　民間方

【配方】：紅棗、桂圓各5個，花生（不去衣）、紅豆、薏仁各20粒，人參1克，糯米100克。

【用法】：各料一起放入砂鍋煮粥。煮粥的火不可太旺，並經常攪動以防焦底。每日吃一、二次，每次吃一碗。

【功效】：補氣養血。

專家評方

上海中醫藥大學附屬龍華醫院主任醫師、教授　朱大年

　　從中醫的角度來講，紅棗桂圓粥屬以補氣血為主的藥粥方，是針對女性產後和乳房手術後出現氣虛血虧而擬的。方中人參和桂圓是主藥。人參大補元氣，健脾益肺，生津止渴，是大家一致公認的最好的補氣藥。桂圓又叫「龍眼肉」，被列為補血上品。由於其藥性甘溫，入心脾二經，除能補血外，還可養心、安神、止血，是婦女產後最常用的補藥之一。紅棗雖然普通，但含有蛋白質、碳水化合物、維生素、礦物質等，營養價值甚高，補氣和養血作用兼而有之。將它與桂圓同用，可謂相得益彰。

　　此方的補氣養血效果很好，各種貧血患者都可以經常服用。但是，其藥性偏於溫燥，平時大便祕結、內熱較重的人，不宜長期連續服用，每週吃1～2次就差不多了。也可以加入適量的新鮮石斛，利用其養陰生津作用，制約該方的溫燥之性。另外，方中人參每次僅用1克，劑量偏小，若以西洋參或生曬參為例，劑量可增加到3克左右，補氣作用將會更加理想。

延 伸 閱 讀

產婦飲紅糖水不宜超過10天

喬素霞

　　按照民間大多數地區的風俗習慣，認為產後生下孩子後，吃紅糖是必不可少的調補法，對身體有益。產後多飲紅糖水，能活血化瘀，惡露行暢，確實有它好的一面；但是如果無限制地飲用，對身體非但無益反而有害。

　　整體來說，血性惡露持續時間最多3天，漿液性惡露和白色惡露的持續時間大約20天左右。產後惡露不行，經血阻滯，吃紅糖可收活血化瘀的功效。但目前多為初產婦，子宮收縮一般都較好，惡露的顏色和量一般都正常，如果飲用紅糖水時間太長，例如連續飲用半月至1個月以上，陰道排出的液體多為鮮紅色血液，使產婦處於一個慢性失血過程中，造成失血性貧血，而且影響子宮復舊以及產婦的身體健康。

　　因此建議：產婦飲用紅糖水的時間最好在產後10天內，以後則應多吃營養豐富、多種多樣的食物。

6.西瓜霜治裂方

市售OTC

【配方】：西瓜霜

【用法】：外用。

【功效】：斂瘡消腫，可治乳頭皸裂。

驗方故事

我在哺乳期間發生乳頭皸裂，裂口滲血，哺乳時疼痛難忍。後來，我照外婆教的方法，用藥店裡買的西瓜霜噴劑，直接噴在患處。一天噴5～6次（餵奶時洗去），三天後就痊癒了。　　　　　　　　　　　　　　　　　　　　（芮蕊）

專家評方

上海中醫藥大學附屬岳陽中西醫結合醫院主任醫師、教授趙章忠

西瓜霜能清熱解毒、斂瘡消腫，善治咽喉腫痛、口舌生瘡等，治乳頭皸裂自然也不在話下。治療皸裂、熱瘡時如能用西瓜霜與麻油調和後敷患處，不僅塗布更方便、更均勻，而且效果更好。

延伸閱讀
中醫為什麼不主張乳腺炎者「回乳」

上海中醫藥大學龍華醫院中醫外科主任　唐漢鈞

　　乳腺炎的病程較長，能否哺乳，對嬰兒的健康有著直接的影響。一般地說，患側乳房尚未成膿者，是可以哺乳的，這樣可吸出淤積的乳汁；若為成膿期，擠出的乳汁未見有膿，此可能病灶在腺葉與腺葉之間，乳腺內無膿，乳汁仍然可供哺乳。若擠出的乳汁有黃色膿液，則不能哺乳，而應該用吸乳器定時吸盡乳汁。

　　患了乳腺炎後為什麼不主張「回乳」、中斷哺乳？「回乳」後乳腺停止分泌乳汁似乎有利於治療，但「回乳」過程也是乳汁淤積的過程，會擴大炎性腫塊，促其早日成膿，實質是不利於治療的。

　　因此，除「乳癌」病人外，中醫一般不主張「回乳」，而主張忌食中醫稱為的「發食」，以免助長熱毒、加重疾病，如魚腥蝦蟹之類的食物。同時為了減少乳汁分泌過濃、過稠，還主張控制滋膩醇厚的食物，因為這些食物會使濕熱濁氣蘊結，熱毒更為熾盛，因此對飲食作適當控制是十分必要的。

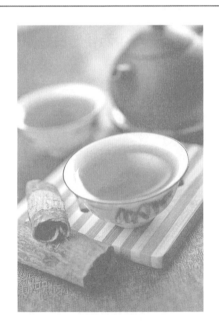

二十二、哺乳問題

　　現在的母親大多數為初產婦，沒有母乳餵養的經驗，不少人產後乳汁稀少，乳量不足；斷乳時又遭遇乳脹、結塊甚至高熱、膿腫。中醫通乳回乳小方劑相當有特色，可幫助新媽媽安全地度過非常時期。

◎ 最好的催乳劑：吸吮
◎ 三天內保證下奶；速效催乳湯
◎ 速解乳結疼痛：蔥熨

1.芝麻豬蹄通乳湯

華中科技大學同濟醫學院副主任醫師　譚立興

【配方】：黑芝麻250克，豬蹄2個。
【製作】：黑芝麻炒後研末，豬蹄熬湯取汁。
【用法】：每次取黑芝麻末15克，以豬蹄湯沖服，每日3次。
【功效】：補益氣血，增乳通乳。適用於產後氣血虧虛、乳水不足。

延 伸 閱 讀

最好的催乳劑 ── 嬰兒吸吮

吉林省長春市婦幼保健所副主任　王秀榮

　　人體的許多生理活動都是在神經系統的調節下完成的，乳汁的產生和分泌也一樣。研究證實，產後乳汁的分泌主要取決於嬰兒對乳頭的吸吮刺激。當嬰兒吸吮母親的乳頭後，乳頭便會產生感覺信號，透過神經傳入下丘腦，並釋放生乳素作用於乳腺細胞，促使乳汁分泌。與此同時，吸吮還可以使垂體後葉產生催產素，刺激乳腺腺管收縮而排出乳汁。所以，產後乳汁的分泌最主要依賴於嬰兒對乳頭的吸吮刺激。

2.豆腐皂角湯

廣州市第一人民醫院營養科　劉梅

母乳易於消化吸收，為嬰兒提供了各種營養素，能滿足4～6個月嬰兒生長發育的需要，所以是嬰兒最理想的天然食品。

【原料】：豆腐50克，皂角刺3克，王不留行5克，豬脊骨250克。

【製法】：將中藥洗淨，與豆腐一起放入骨頭湯中，慢火煎熬40分鐘以上，加鹽適量，即可服用。

【功效】：通乳。王不留行、皂角刺能行血通經，通絡下乳，促進乳汁分泌及乳腺管的暢通，避免乳汁淤積；豆腐能益氣和中，滋陰潤燥，養血增乳；豬骨味甘性平，含有豐富的鈣，能補虛強身。

3.鯽魚通草湯

劉梅

【原料】：鯽魚200克，通草3克，薑適量。

【製法】：將鯽魚用油煎黃，加適量水，放入通草，配以適量黃

酒、薑，慢火煎熬30分鐘，加鹽適量，即可服用。

【功效】：鯽魚能補脾開胃，通草通乳下氣，兩物合用生乳催乳。

作者經驗

　　這兩個小配方是筆者觀察100名產婦產後飲用的情況得出來的結論，乳母可適當選用。

4.速效催乳湯

三天內100%下奶

浙江省德清縣中醫院婦科　王立霞

【配方】：黨參20克，生黃耆、當歸各30克，通草6克，益母草15克，麥門冬、王不留行、川芎各10克。

【用法】：水煎，產後2小時即服。每日1劑，分上下午2次溫服。

【功效】：此催乳湯中，黨參性味甘平，補中益氣，養血生津；黃耆助衛氣，補中氣，升清氣；益母草、川芎活血行氣；當歸、麥門冬養血滋液；通草、王不留行通絡下乳。諸藥同用，共奏益氣養血、通絡生乳之效。

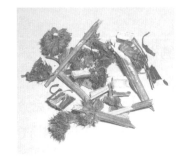

作者經驗

　　如今提倡母乳餵養，可有些產婦乳汁不下，無奈之下只好人工餵養。試給予陰道分娩產婦在產後2小時即開始口服「催乳湯」，一半以上產婦24小時內泌乳；近90%產婦48小時內泌乳；72小時內，全部產婦都可以母乳餵乳。

5.麥芽回乳湯

溫州醫學院附屬第一醫院藥劑科　朱冬青

【配方】：生麥芽60克。

【用法】：將生麥芽置於砂鍋內，倒入約500CC的冷水，浸泡半小時。用大火燒沸後，改用小火，保持微沸20分鐘。去渣，取汁約300CC，作茶不時飲用。每日1劑，連服3～5日。

【功效】：現代藥理研究證實，生麥芽中含有的維生素B_6能促進多巴向多巴胺轉化，從而加強多巴胺的作用。而多巴胺可直接抑制腦垂體催乳素的分泌，從而達到回乳的目的。

特別提醒

宜於斷奶前2天開始，服藥期間宜清淡飲食，少食高蛋白、高熱量食品。

6.皮硝散乳結法

上海中醫藥大學附屬曙光醫院中醫外科副主任醫師　徐志璋

【配方】：皮硝30～60克。

【用法】：將皮硝放在單層紗布袋內，外敷患處，每日更換一次。

【功效】：使乳腺分泌功能下降，乳汁稀少、凝結的乳塊消散。

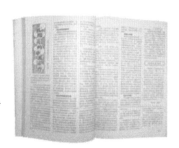

7.蔥熨消乳結法

上海中醫藥大學曙光醫院　徐志璋醫師

【配方】：鮮蔥。

【用法】：將鮮蔥洗淨搗成泥狀，用紗布包後敷貼患處上熨熱水袋一個，使蔥味香氣隨透析於乳腺組織。每次熱熨20分鐘，一日二次。

【功效】：散結通氣，適用於哺乳期急性乳腺炎初期。

【注意】：不要燙傷皮膚，熨後將蔥泥取下。

循序漸進的「月子催乳菜單」

廣州市第一人民醫院營養科　劉梅

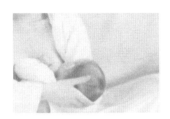

對剛出生的嬰兒來説，母乳是最理想的食品。不少新媽媽剛下產床就迫不及待地想喝催乳湯，希望立刻讓寶寶能喝到又好又多的母乳，使自己成為名副其實的「奶媽」。如今，網上流傳著「月子催乳湯」，不少新媽媽想嚐一嚐。曾有一位新媽媽擅自服用了含黃耆、黨參、高麗參等補血補氣的「月子催乳湯」後，導致產後出血。中醫認為，喝催乳湯不能操之過急，要根據產婦體質辨證，循序漸進地制訂「月子催乳湯」和藥膳方案。

產後第一週

產後第一週，嬰兒剛出生，胃容量小，乳汁吃不多，暫時不宜過於催奶。如果新媽媽過早喝了催乳湯，乳汁分泌過多，會造成乳汁淤滯，引起乳房脹痛，嚴重的還會罹患乳腺炎。產婦剛生產，身體虛弱，腸胃蠕動也較差，吃清淡易消化的湯水即可。重要的是，新媽媽要把產前的水腫以及身體多餘的水分及惡露排出，宜選擇有利於消除水腫及排除惡露的食物，促進子宮收縮。

備選菜單：木耳黃花椰菜瘦肉湯、龍眼肉蓮子豬肝湯、鯽魚豆腐湯

產後第二週

由於產婦分娩時拚命用力，容易傷及筋骨，一部分產婦會出現腰痠背痛症狀；加上日後哺乳量增加，鈣的需要量也隨之增加。產後第二週，在食材選擇上，既要預防及改善腰背痠痛，強化筋骨，又要促進乳汁分泌，增加鈣的攝入量。

備選菜單：胡蘿蔔蓮藕墨魚排骨湯、紅棗黑豆豬腰湯、木瓜花生魚頭湯

產後第三週

產後第三週，嬰兒胃容量增大，吃奶量增加，吃奶也有規律了。新媽媽要增加攝取量，尤其是富含優質蛋白質的食物，補足能量。加強催乳，滿足嬰兒「口糧」。並兼顧補氣補血，增強體力。

備選菜單：紅棗蓮子燉雞湯、墨魚花生燉豬蹄湯、枸杞淮山燉雞湯

產後第四週

產後第四週，產婦惡露將盡，是藥膳調理的最佳時機。強調補氣補血，促進乳汁分泌，並幫助組織修復，恢復元氣。由於新媽媽的體質各不相同，最好由中醫師辨證施治，選用恰當藥膳來調理。

備選菜單：枸杞黨參燉雞湯、紅棗燉烏雞、枸杞杜仲排骨湯。

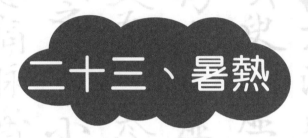

二十三、暑熱

夏日炎炎，氣溫升高、濕度增加，兒童常易感受暑熱而生痱子和癤腫，甚至發生夏季熱，即「疰夏」，還容易發生泄瀉。家長們除注意不讓幼兒在烈日下嬉戲，飲食不要過飽，少吃糖和脂肪以及保持皮膚清潔外，還要讓孩子多喝水，多吃清暑泄熱止渴的食物。

去痱絕招

◎ 廢物利用：西瓜皮

◎ 古方新用：藿香正氣水

◎ 內服外治：薄荷粥

1.夏令三豆湯

成人袪暑
也適用

沈小芳

【配方】：綠豆、紅豆、黑大豆（如黑大豆缺貨可改用薏仁）各9克。

【用法】：上三味（各9克）加水600CC，用小火煎成200CC，連豆帶湯渴。可自端午節開始至中秋節每天飲服。

【方解】：綠豆性味甘寒，清熱、解毒、消暑；紅豆性味甘酸，清熱利水、散血消腫；黑大豆性味甘寒、補腎、解毒、祛風、散熱；薏仁性味甘淡、微寒，利水滲濕。三豆湯除有上述功用外，且營養豐富、含多種維生素養，故既是食品，又是藥物，是預防暑熱的好方法；成人也可服用。

夏季宜多吃的防暑蔬菜：

綠豆、西瓜、冬瓜、梨、銀耳、甘蔗、荸薺、田螺、柑橘、柿子、鳳梨、黃瓜、白菜、菠菜、番茄等。

2.豆漿荸薺飲

上海市中醫醫院主任醫師　徐偉祥

【配方】：豆漿500CC，荸薺150克，白糖適量。

【用法】：將荸薺去皮切碎，絞汁，與豆漿混勻，加入白糖煮沸，待涼飲用。

【功效】：清熱、生津、解渴。

3.烏梅湯

徐偉祥

【配方】：烏梅、白糖各適量。

【用法】：將烏梅加水煎湯，加入白糖，待涼後，代茶飲。

【功效】：生津解渴。

什麼是烏梅

初夏採半黃之梅子，以甘草煙燻至黑色即為烏梅。烏梅可作藥用，也是清涼飲料酸梅湯的原料。民間則常用鮮梅子搗爛，加糖或鹽少許，涼開水沖飲，以清暑、解渴、消食。

明代《食物本草》載：「熟者榨汁曬收為梅醬⋯⋯梅醬夏月調水，解暑濟渴。」此或可為後世烏梅湯之濫觴。烏梅藥用，首見於《神農本草經》，謂其「主下氣，除熱煩滿，安心，肢體痛，偏枯不仁，死肌，去青黑痣，蝕惡肉」。《本草綱目》亦指出，烏梅「斂肺澀腸，止久嗽瀉痢，反胃噎膈，蛔厥吐利」。

4.烏梅膏 民間方

方便儲存，
隨沖隨飲

【配方】：烏梅500克，白蜜250克（一般蜂蜜也可）。

【用法】：烏梅500克水煎取汁3次，合併藥汁煎熬成稠膏狀，加入白蜜250克，調勻，煎沸後停火，冷卻後裝瓶。每服1匙，日服3次，溫開水沖服。

【功效】：生津止渴、止咳止瀉。

驗方故事

年紀漸長，常常對小時候吃過的種種「美食」念念不忘。因天氣炎熱，特別想念小時候在外婆家常喝的酸梅湯，所以最近處處留心，已在小店小攤買過幾次，但喝著總感覺有可能是食品添加劑沖泡出來的，而沒有記憶中那種純粹酸酸甜甜的味道。遂上網查閱，輕易就找到一則自製酸梅湯的方子，原料很簡單——烏梅和白蜜。

網路上買來上等烏梅和白蜜，因沒有廣口砂鍋，就用了

平常做菜用的不銹鋼湯鍋。先將500克烏梅放入鍋中，加水至沒過烏梅，大火燒開，將湯汁倒出。然後再加水燒開，如此兩次。將烏梅倒出，裝入三次煎取的烏梅湯汁，先大火煮沸，再小火慢熬。2小時後，湯汁漸少，就要見鍋底了，將250克白蜜倒入，攪拌均勻，再次煮沸，至湯汁濃稠。擔心冷卻後不易倒出，遂趁熱倒入玻璃罐中，冷卻後就成了膏狀。

其實還沒等到烏梅膏完全冷卻，我已心急得舀出一勺用溫開水沖調，和孩子一起喝起來。酸酸的，甜甜的，和記憶中酸梅湯的味道一模一樣。　　　　　　　　　（李芸）

【註】白蜜與蜂蜜的最大區別就是蜜源不一樣。白蜜是採用傳統方法飼養，用木材做成格子掛放在牆上飼養的土蜂，亦稱土蜂蜜。

專家評方

上海中醫藥大學教授　達美君

此款烏梅膏製法源自《雜病源流犀燭》，後人進行了改進。烏梅性味酸澀平，歸肝、脾、肺、大腸經，因此具有斂肺止咳、澀腸止瀉、安蛔止痛、生津止渴等功效。但因烏梅（或鮮果）味酸收斂，故凡初病及胃酸過多者忌服。平時也不可多食，否則易損傷牙齒。

此方製作中所用的白蜜，就是結晶蜂蜜。一些蜂蜜種類的顏色非常

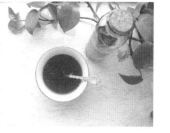

淺，如椴樹蜂蜜、野桂花蜂蜜、洋槐蜂蜜、油菜蜂蜜等，結晶之後即為乳白色。不用白蜜的話，用一般蜂蜜也可以。若以麥芽糖450克代蜜做烏梅膏，還可作為萎縮性胃炎患者的保健飲料。

此外，發生過敏性紫癜、蕁麻疹及蛔蟲性腹痛時，可以烏梅10克，水煎，取汁代茶。烏梅10克、生薑10克共煎，可治妊娠惡阻、噁心嘔吐。

5.西瓜皮去痱方

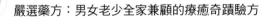

中國人民解放軍蚌埠坦克學院門診部　鄒遠雲

【配方】：新鮮西瓜皮。

【用法】：用溫水洗淨患處，擦乾。取大小適當的西瓜皮一塊，以其內側面緊貼患處，反覆推擦15分鐘。每擦5分鐘，用刀去除西瓜皮內側面0.1～0.2公分。1天2次，3天為1個療程。一般1個療程治癒，最長2個療程。

【方解】：本方適於治療紅痱。紅痱又稱「紅色粟粒疹」，為痱子中最常見的一種。中醫學認為，痱子是熱毒內蘊或外感暑熱濕邪所致。西瓜為降暑佳品，其瓜皮具有清熱、解毒、除濕、抗炎、降暑之功效，局部應用可使有效成分直接滲入到肌膚腠理之中發揮功效。

6.薄荷粥

上海中醫藥大學教授　葛德宏

【配方】：鮮薄荷50克，白米100克。

【用法】：鮮薄荷洗淨煎取汁液，放鍋內，倒入洗淨的白米，加水煮至粥將熟時，調入冰糖少許，續煮數沸為粥。

【功效】：此粥解熱消暑，疏散風熱，可防治中暑，還適用於頭痛目赤，咽喉腫痛者。

7.藿香去痱茶

上海交通大學醫學院附屬瑞金醫院中醫外科主任醫師　陶慕章

【配方】：鮮藿香9克，鮮佩蘭9克（中藥），野菊花9克，金銀花9克，蒲公英15克，青蒿6克（中藥）。

【用法】：加兩碗水煎成一碗，加白糖調味，代茶飲服。

【功效】：適用於痱子或癤子剛發生時。

8.馬齒莧去痱茶

陶慕章

【配方】：蒼耳12克，白礬12克，馬齒莧12克。

【用法】：加水200CC，煎沸20分鐘，待冷卻後，洗患處，每次5～10分鐘，每天早晚各一次。

【功效】：祛痱止癢，減少感染機會。

9.治痱正氣水 民間方

老方新用

【用藥】：藿香正氣水（市售OTC）。

【方法】：把患處洗淨、擦乾，然後用棉花棒蘸上藿香正氣水反覆塗擦。每天2～3次。

【功效】：去痱。

驗方故事

不知為什麼，現在藥房裡賣的痱子粉不像以前那麼管用了。經實驗，我發現藿香正氣水效果很好，治肥胖嬰兒的痱子特別管用。一般兩天內痱子就會消褪。　　　　（馬傳勝）

專家評方

湖南省中醫藥研究院附屬醫院內科主任醫師、教授　王明輝

藿香正氣水一般用於口服，此外治法屬新用。藿香正氣水的組方一般來源於《和劑局方》所載的名方「藿香正氣散」（大腹皮、白芷、紫蘇、茯苓、半夏曲、白朮、陳皮、厚樸、桔梗，藿香，甘草），能芳香化濁、解表化濕、理氣和中。治濕熱內蘊的痱子有效，也在情理之中。不過，市場上有的藿香正氣水並不是按《和劑局方》組方的，主治範圍有些差異。所以要借鑑此法，請先確定所用藿香正氣水的出典。

10.菊花苦參洗痱水

上海市中醫文獻館門診部中醫內科主任醫師　董其聖

【**配方**】：野菊花30克，苦參片30克，枯礬10克。

【**用法**】：用半面盆水煮沸上述中藥5分鐘，冷卻後清洗患處，1劑洗2天。

【**功效**】：祛痱。

延伸閱讀

幼兒夏季無名熱怎麼辦

上海中醫藥大學龍華醫院主任醫師　王憶勤

幼兒在夏季無緣無故發熱稱暑熱症，可連年發生。除發熱外，還有口渴、多尿、少汗或無汗、消瘦、倦怠、不思飲食、煩躁不安等表現。居住在夏季炎熱地區的1～2歲幼兒多見該證，因為2歲之前的幼兒，其中樞神經系統發育不完善，體溫調節中樞功能不能適應外界氣溫的變化。中醫則認為，本症主

> **讀者提問**
>
> 我的女兒一歲半，每逢夏季總有五分到八分熱度，日漸消瘦、乏力。多次檢查均未發現異常。過了中秋之後才漸漸正常。這是什麼緣故？有沒有治療的辦法？　　（杭州　孫兵）

要是稟賦不足或病後體虛或調理失宜，以致不能耐受炎熱薰蒸所致，因此加強幼兒體質、防暑降溫甚為重要。預防幼兒暑熱症要從各方面著手。日常要注意居室涼爽，或易地避暑，也可用低於幼兒體溫2～3℃的水作盆浴或淋浴，每日兩次，每10～20分鐘，有助於加快散熱。

此外，可以採用食療和中藥治療。

（1）蠶繭、紅棗、烏梅煎湯代茶飲。

（2）鮮荷葉、苦瓜葉、絲瓜葉、南瓜葉各兩葉，煎水代茶。

（3）生梨、生藕或生荸薺取汁代茶。

（4）鮮荷葉、絲瓜葉各兩葉，西瓜翠衣兩塊，竹葉心9克、六一散（包）12克，煎水代茶。

（5）金銀茶露每次10CC，每日服3次。

從上述食療中任選一法，從初夏起飲服。

二十四、復感
（反覆感冒）

　　復感即反覆感冒。有些小孩子不知道什麼緣故經常感冒咳嗽，幾乎每個月都要跑醫院，甚至發展成肺炎，反覆發作。急壞了的家長常常是蛤蚧粉、雪蛤膏、川貝燉梨，聽說什麼東西補肺止咳就給孩子吃。可是孩子照樣感冒、肺炎、感冒、肺炎。

◎ 一味止咳、補肺是沒有用的，要根據孩子的情況進行肺、脾、腎的整體調養。

◎ 經常被誤用的驗方：蔥白水、蘿蔔水、川貝燉梨。

◎ 經典推薦：玉屏風散、黃耆雞湯、耐寒鍛鍊。

1.黃耆雞湯

天津中醫藥大學附院兒科副主任醫師
胡淑萍

【用法】：黃耆100克，與雞肉同煮，喝湯並與肉同食。

【功效】：益氣健脾，提高孩童機體免疫力，進而減少呼吸道感染次數及減輕感染程度。

> **特別提醒**
>
> 本法需在醫師指導下運用，並排除原發性免疫缺陷病、過敏性咳嗽、哮喘及其他器質性疾病所引發的反覆呼吸道感染。黃耆可能會造成口乾、咽燥等表現，尤其是在夏季使用時，應聽從醫師的指導。

作者經驗

此法適用於肺脾兩虛型的復感兒童。肺虛為主的孩子，屢受外邪，咳喘遷延，多汗面白；脾虛為主的孩子，面黃少華，肌肉鬆弛，厭食便溏。中藥治療可選方劑玉屏風散加味或黃耆桂枝五物湯加減。

2.八寶粥

天津中醫藥大學附院兒科副主任醫師
胡淑萍

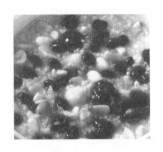

【用法】：煮粥時，入蓮子、百合、棗、薏仁、山藥、白木耳、枸杞、紅豆等適量。經常食用。

【功效】：健脾。虛、實證患兒均可食用。

＊更正宗、更精緻作法，參見本書補虛八寶飯

編輯部的話

經常有讀者諮詢：市售八寶粥是否適合孩子食用？我們認為，這不是配料是否合適的問題，而是罐裝食品添加劑隱患問題。供孩子長期食用的養生粥，應該自己熬製較好。

3.玉屏風加味香袋

【配方】：黃耆50克，白朮20克，防風20克，白芍30克，貫眾50克，柴胡20克，白芷30克，細辛30克，甘松30克，山柰30克。

【製法】：上藥磨粉，裝袋。

【功效】：扶正益氣、固衛祛邪、芳香辟穢、殺蟲滅菌。

【主治】：氣虛易感冒、反覆咳嗽。亦可殺蟲滅蚊。

驗方故事

有一天我在網上閒逛，發現有賣空香袋的，又漂亮又便宜，買家們留言都說買去自己做香袋。算算端午將至，我何不也來做次香袋？說做就做，滑鼠一點，第二天袋子就送上了門。

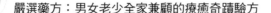

> 　　然後，請教中藥師朋友，選中經典的玉屏風散加味。合上香藥，總共十味，跑一趟中藥店一次做定，回家便開工自製。我先把太大太硬的貫眾砸碎，再和其他中藥一起倒進媽媽的中藥打粉機，2分鐘便磨成粉了。
>
> 　　我往袋子裡裝藥粉、紮袋口時，媽媽說：「以前人家做香袋，口上要填點棉花。你這樣直接紮，萬一粉漏出來怎麼辦？」我靈機一動，在袋口塞上一小團餐巾紙，就解決了問題。我一鼓作氣灌裝完全部藥粉，做了20多個香袋。這麼多自己當然用不完，第二天便帶去公司送同事。於是，辦公室裡藥香撲鼻，格外令人神清氣爽。　　　　　　　（方茗）

專家評方

達美君醫師

　　這張古方中的黃耆、白朮、防風，就是著名的玉屏鳳散的組成藥物，功用益氣固表、扶正祛邪，對體虛易感者有效。此方加減，白芍補血和血、柔肝緩急，與黃耆、防風相伍，能協調營衛；貫眾苦以燥濕、寒以泄熱，殺蟲透邪；柴胡辛苦微寒，透表泄熱。白芷、細辛、甘松、山柰四藥為傳統香粉方，辛溫芳香，合玉屏鳳散助扶正祛邪之功，合貫眾增透邪殺蟲之力。

　　此方香味怡人，老少皆宜，對時行感冒、慢性支氣管炎等有積極的預防作用。每日佩戴不少於6小時，亦可整個白天佩戴，晚上掛於床頭。因藥味宜揮發，故每7～10天應調換新藥，換下的香袋可放置在房間角落、衣櫥內，以殺蟲防霉。

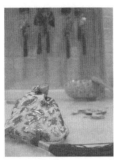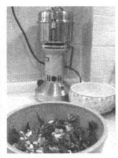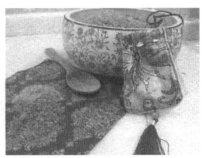

作者經驗

　　20世紀80年代，我校中醫文獻研究所古籍研究室曾開展本方的科學研究。當時，在浦東上鋼街道、五角場鎮街道等近20個托幼機構兒童中進行佩戴此香袋的醫療活動，歷時兩年；浦東周家渡街道民聯也參與過這項活動。結果，凡氣虛易感、慢支咳喘的病人都減少了發病，幼托機構的統計也顯示兒童因病缺勤率明顯下降。活動結束後，還有家長前來要求繼續佩戴；最有意思的是，幫助做香袋的一位老人原有較重的慢性支氣管炎，後來竟不再復發。

＊製作香袋時，注意中藥磨粉要盡量細滑，以使藥味散發效果更好。

4.黃耆粥

上海中醫藥大學附屬龍華醫院兒科主任醫師　陸慧麗

【配方】：黃耆30克，白米50～100克，白糖適量。
【用法】：先煎黃耆，加水適量，煮沸後用小火熬15分鐘，去渣取藥汁與白米共煮，至粥稠為止。
【功效】：健脾、補肺，適用於反覆感冒、疲乏瘦弱的孩子。

延伸閱讀

受益一生的錦囊妙方——耐寒鍛鍊

復旦大學兒科醫院院長　劉湘雲

　　呼吸道感染好發於冬春，嬰幼兒尤其如此。有沒有錦囊妙方能使孩子們平安地度過冬春季，不患或少患感冒、支氣管炎或肺炎呢？

　　我們認為，最關鍵的是必須增強嬰幼兒體質，特別是對外界氣候變化的調節能力。嬰幼兒比成人容易著涼生病的主要原因，就在於他們的調節能力比成人差，但這種能力是可以在日常生活中透過鍛鍊加以提升的，主要把握以下三個環節。

1. 接觸冷空氣

　　冷空氣從鼻腔吸入氣管、支氣管和肺葉，以及和皮膚表面接觸後，可使這些部位的黏膜、皮膚發生一系列變化，引起小血管

收縮，並刺激全身神經、內分泌、體液、免疫等系統做出相應的調節反應。人體多次反覆接觸冷空氣後，這種調節反應的靈敏度可得到提升，反應速度可加快，產生保護機體免受寒冷損傷、預防疾病的作用。

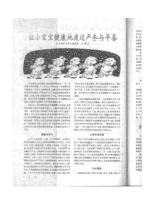

　　下面介紹兩種常用的方法。

　　❶多帶嬰幼兒在戶外活動，習慣以後可在戶外睡眠。嬰兒開始時每次10～15分鐘，早晨9時、下3時各一次，以後逐漸延長時間，每次為30分鐘至2小時；幼兒可達3小時。戶外活動時還要按季節、氣溫、地區和嬰幼兒的具體情況而定，下大雨、颳大風時要暫停活動。如能從秋天開始訓練，並持續整個寒冷的冬季，就可以獲得良好的效果。

　　❷居室內每日開窗通風，夜間睡眠時也要開氣窗，這樣做尤其在寒冷季節和地區很有好處。一般要求每天開大門窗2～3次，每次至少15分鐘，使室外新鮮的冷空氣能進入室內，同時把室內混濁的空氣排出去。

2. 少穿衣多活動

　　給孩子穿衣蓋被切忌過多過厚，要儘量使幼兒的臉、手、腿經常曝露在外，讓皮膚有機會接觸冷空氣。因為，衣服穿得過多、包紮過緊一方面妨礙了四肢活動，使得幼兒失去鍛鍊的機會，也削弱抗寒能力。另一方面，活動少使體內產熱也少，幼兒反而容易著涼，發生呼吸道感染。

3. 冷水鍛鍊

要逐漸培養孩子用冷水洗臉、洗手、洗腳，喝冷開水的習慣，即使在冬天也要持續。冷水對皮膚的刺激作用比冷空氣強烈，因此開始鍛鍊時要有一個適應過程，先用溫水，慢慢地降低水溫，讓幼兒習慣以後，最後改用冷水。每次用冷水沖洗後，可用乾毛巾擦乾，再稍加摩擦至皮膚微紅。喝冷開水可使胃腸道黏膜經受寒冷的考驗和鍛鍊，也可促進機體調節功能。這兩種鍛鍊方法最好先從夏天做起，延伸持續到冬天。

此外，可每晚臨睡前給孩子洗一個溫水澡。冬天洗澡時間不宜過長，一般在水中時間10～15分鐘。洗澡前要做好一切準備工作，然後再給孩子脫去衣服並放入水中。洗澡動作要快，洗畢把幼兒抱出水面，即刻用乾浴巾擦乾全身，迅速穿好衣服。一般水溫以接近體溫（37～37.5℃）為佳，夏季可低至33～35℃。每日持續，從不中斷，可大大增進幼兒體質。

5.米醋湯

上海復旦大學兒科醫院教授　時毓民

【配方】：米醋250CC，加入冰糖150克。

【用法】：將米醋和冰糖用小火燒滾後冷卻。每次服一茶匙，每日2次。

【功效】：這是一個流傳甚廣的民間驗方，對預防感冒有很好作用。可給孩子經常服用。

＊更多相關內容參見作者臨床治幼兒復感名方褪青筋方

6.清咽飲

上海復旦大學兒科醫院教授　時毓民

【配方】：桑葉10克，玄參10克，麥門冬10克，蟬衣3克，膨大海10克，蘆根30克，生甘草3克。

【配方】：上述藥物每日一劑，煎湯代茶，頻頻飲服。如果孩子嫌苦味較重，可加入適量冰糖。

【功效】：反覆感冒的孩子容易患慢性咽炎，經常咽部充血、又痛又癢、嗆咳，此時可用此方。

蔥白水、蘿蔔水能治療感冒嗎？

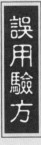

上海中醫藥大學附屬龍華醫院主任醫師、教授
朱大年

　　一旦孩子有感冒前驅症狀，馬上給他喝蔥白水或者蘿蔔水。這是很多老人的作法，認為可以阻止感冒發作。實際上，溫熱的蔥白水或者蘿蔔水有疏風、解表、散寒的功效，對風寒感冒輕證或初起者（鼻塞、流清涕、低熱、咽無紅腫）可能有治療作用，或可截斷感冒。但

對風熱感冒者（發熱、咽紅腫、流黃涕）則不適合。還是那句話，食療也要辨證。

7.桃香敷足方

上海復旦大學兒科醫院教授　時毓民

【配方】：桃仁、山梔子各10克，丁香、肉桂各5克。

【用法】：眾藥研成細末，用雞蛋清調成糊狀。每晚取適量藥糊鋪在紗布上，用膠布固定於雙側足底的湧泉穴，次晨取下，連用3天。以後改為隔天一次，10次為一療程。

【功效】：預防感冒。這種辦法沒有痛苦，易被小孩子接受。

延伸閱讀

香袋療法為什麼能防感冒？

上海市中醫醫院兒科主任醫師　夏以琳

　　春夏之交，季節更迭之時，也是幼兒容易發生上呼吸道感染的時機。有些患兒反覆發病，流涕、咳嗽、發熱少則三天，多則半月，月月如此，竟無寧日，令家長頭痛不已。有沒有辦法預防孩子感冒呢？

　　臨床上曾應用香袋外治療法幫助這些容易感冒的孩子，收到了可喜療效，並獲得一系列科研成績。香袋中的藥物由雄黃、

黃芩、冰片、桂皮等製成，方名
「防感散」，掛在孩子的天突穴
位置，每5～7天更換1次，2個月
為1個療程，一般佩掛1～3個療程
即可。佩掛防感散香袋的孩子，
上呼吸道感染均得到了有效預防
和控制。有的發病次數明顯減
少、有的發病持續時間縮短、程度減輕，有的免疫指標恢復或改
善。

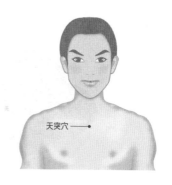

天突穴

　　為什麼簡單地佩掛香袋就可以預防幼兒上呼吸道感染呢？原
來，防感散處方中的雄黃、黃芩能解毒避穢，疏泄外邪，有較強
的抑菌抗病毒作用；冰片藥味濃烈，穿透性強，有通竅抗過敏
作用；桂皮溫通經絡，加強氣血運行。這些藥物都含有揮發性成
分，散發的氣味對人體有良性刺激作用，並疏通經絡，從而達到
避穢祛邪，聞香治病的目的，故對預防幼兒感冒有明顯的療效。
此法適用於任何年齡段的反覆呼吸道感染患兒，家長們不妨一
試。

佩掛香袋的時機

◆急性呼吸道感染控制後。

◆排除容易導致反覆呼吸道感染的疾病（如佝僂病、結
核病）後。

◆季節交替時，尤其是感冒流行期間。

◆睡眠時也可佩掛，但如孩子寢汗多，應在睡前拿下，
起床後再用。

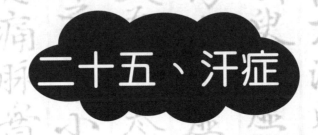

二十五、汗症

　　一般地說，小孩比大人會出汗。如果能排除佝僂病、結核病等器質性多汗，孩子僅在剛入睡時、遊戲後出汗多，多數是正常的生理性多汗。不過如果白天或夜晚入睡後，孩子始終多汗，汗出特別多，甚至汗濕頭髮、衣被，則屬於病態。中醫多認為是營衛失和、脾胃虛弱之故。

◎ 明代的「止汗粉」：撲汗方
◎《傷寒論》名方今用：桂枝加龍牡湯
◎ 食積也會導致盜汗：保和丸

1.泥鰍湯

第四軍醫大學教授、主任醫師　王三虎

【配方】：泥鰍100克，調料適量。

【用法】：泥鰍用熱水洗去黏液，去掉腸雜後，油煎至金黃。加水500CC，煮至250CC，用鹽調味，即可當菜餚食用。一般每日1次，連吃3天，常可起效。

【功效】：泥鰍有補益脾胃、祛風利濕作用。泥鰍湯能固表斂汗，所以可輔助治療幼兒盜汗。

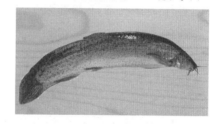

防盜汗莫忘調飲食

葷素搭配，營養均衡，少吃零食，三餐定時，不饑不飽，脾胃健旺。

2.桂枝加龍牡湯 臨床方

浙江省天台中醫院中醫兒科副主任醫師　陳正堂

【配方】：桂枝3克，白芍9克，龍骨、牡蠣各15克。

源自「傷寒論」

【用法】：上藥與紅棗2枚、生薑2片共煎，取汁100CC，早中晚3次分服。一般5～10劑後見效。

【方解】：桂枝加龍牡湯，是中醫的一張經典驗方。以桂枝湯和陰陽，調營衛；龍骨入心，牡蠣入腎，使心腎交通，陽固陰守。

作者經驗

　　此方具體的用法、用量，說法有很多種，這裡的用法適合3～5歲的多汗幼兒。用得好的話，對白天多汗（自汗）、盜汗、日夜多汗都有效。關鍵是辨證要正確，即孩子的多汗確實為營衛不調所致。

「汗寶寶」人參中毒

上海交通大學醫學院附屬新華醫院主任醫師、教授　許積德

驗方故事

誤用驗方

　　我兩歲的兒子壯壯聰明漂亮，人見人愛，美中不足的就是體質太差了，一動就滿頭大汗，三天兩頭，不是咳嗽、流鼻涕，就是高熱、肺炎，一年四季常跑醫院。每次看到壯壯受罪的樣子，我真是又心疼，又心急，希望有一種靈丹妙藥能讓壯壯像名字那樣強壯起來。

　　有一次看電視，一則西洋參片的廣告吸引了我，電視上說「西洋參能提高人體的免疫力，增強抵抗力」，這時我想，醫生不是說壯壯的免疫功能差，所以才容易出汗、得病嗎？對，應該讓孩子吃點西洋參或人參來補一補才對。正好家裏還剩下一根牡丹江產的人參，給壯壯吃點人參保準沒

錯。可是人參怎麼吃呢？我聽說用人參燉老母雞可是大補，於是馬上動手做，連雞肉帶人參讓壯壯吃了一小碗。人參雞湯喝了以後不到三個小時，壯壯又哭又嚷，在床上只打滾，臉紅得像個小包公，煩躁不安，怎麼哄也不行，小鼻子還直流血，這下可把我嚇壞了，抱起壯壯趕忙去兒童醫院急診。

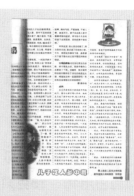

　　醫生經過仔細檢查，對我說：「這是人參中毒！」「什麼，吃人參也中毒？」我以為耳朵聽錯了，醫生接著又說了一遍，看我疑惑不解的樣子，醫生進一步解釋道：「寶寶對人參特別敏感，人參中毒表現為全身發熱，眩暈、胸悶氣短、嚴重抽搐、不省人事，甚至死亡。鼻子出血是人參中毒最明顯的症狀。幸虧你今天及時把孩子送到醫院，否則後果不堪設想。」這些話，直到現在還讓我心有餘悸。因為我的無知，差點送了壯壯的小命。今天，我把這件事寫下來，是希望天下望子強壯的父母不要犯同樣的錯誤。

專家評方

　　這位讀者因急於提高孩子的抵抗力，擅自讓孩子喝人參湯，由此差點送了孩子的小命。就人參而言，其功能大補元氣，強心固脫，安神生津，對某些身體衰弱的老年人較為適宜，但前提是用量適宜，不可過量，否則會出現人參中毒。對孩子而言，即使是常規量的人參也不適合，更別說過量了。因為孩子本身對人參就特別敏感，非但不受補，還會產生一系列全身症狀。一旦過量，人參會增強中樞神經系統的興奮性，使血壓下降，呼吸異常

興奮，甚至有致命的危險。所以，幼兒千萬不可亂補人參。

　　生活中，有些家長會給孩子服用太子參，但此「參」非那「參」，人參屬於五加科植物，而太子參則屬於石竹科植物，兩者的功用不同。

　　太子參藥性平和，對幼兒體虛多汗、消瘦無力較為適合。可以每日用10～15克煎服，這樣的劑量是不會中毒的。

　　但是，即便幼兒需要服中藥滋補，家長也不能自行配製，需請中醫師根據孩子的具體情況辨證施治。

　　自古就有「藥補不如食補」的說法，其實對孩子而言，日常的食補更為重要。壯壯體質較差，因而經常傷風感冒，不要奢望靠一種靈丹妙藥可以「藥到病除」。要增強抵抗力，必須採取綜合措施，並堅持不懈，才能收效。

3.撲汗方

上海中醫藥大學附屬龍華醫院主任醫師、教授　朱大年

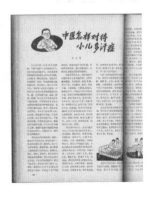

【配方】：黃連15克，牡蠣粉15克，貝母

15克，白米0.75公斤。

【用法】：研粉，撲敷在多汗幼兒的身上。

【功效】：止汗，用於表虛自汗。出自明代《嬰童百問》一書。

延伸閱讀

幼兒盜汗，不妨看看舌苔與大便

寧波市中醫院兒科主任醫師　夏明

也許是「盜汗就是出虛汗」這一觀念已經牢牢地印在人們腦海裡了，所以，當家長一看到孩子晚上出汗時，便自然而然地想到是孩子體質虛弱的緣故。我們常常聽到家長說：「醫生，我這孩子體質很弱，晚上只要一閉上眼睛就開始出汗，有時連衣服都浸透了，請給他（她）開些藥好好補補吧。」

其實，盜汗並不等於出虛汗。的確，盜汗可見於體質虛弱的幼兒，且以氣陰兩虛者為多。但是並非全都因虛而致。據觀察：有相當一部分幼兒盜汗與飲食失調引起的食積密切相關。

食積引起盜汗，與幼兒的生理病理特點有關。幼兒臟腑嬌嫩，形氣未充，五臟六腑，成而未全，全而未壯。如果因飲食所傷或吃得過多、過好而超過了脾胃的消化吸收及轉運能力，日久食積於內，鬱而化熱，積熱蒸騰於外而出現盜汗。

由食積引起的盜汗有哪些特點呢？我們不妨從觀察舌苔和大便兩方面入手，正常幼兒僅有一層薄舌苔，乾濕適中，不滑不燥（圖1）。即使是氣陰兩虛而致盜汗，其舌苔也是薄苔、少苔或花剝苔。而食積所致盜汗的幼兒，其舌苔特別厚而白膩或汙濁不化（圖2），口氣臭穢。若觀察一下他們的大便，就可發現孩子的大便往往夾有不消化的食物殘渣，或大便不成形，氣味酸臭。

這些孩子還常常出現腹部脹滿不適、偏食納呆、面色不華、夜臥轉輾不安、磨牙等情況。

在治療上，首先要調整飲食，糾正不良的飲食習慣。藥物治療上，不但不能補虛，反而要用中醫消食導滯法以治其本，清除體內垃圾。保和丸是消食導滯的代表方劑，方中山楂、神曲、萊菔子消食化積，半夏、陳皮、茯苓行氣消滯，和胃化痰，連翹清解鬱熱。諸藥合用，消不傷正，使脾氣得運，胃氣得和，積滯得消，鬱熱得解。本方雖無止汗之藥，卻有止汗之功。

總之，對盜汗的孩子，家長要糾正認知上的盲點，不可一見盜汗就認為是體質虛弱，更不要自行妄加調補。

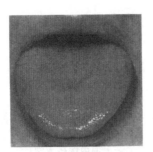 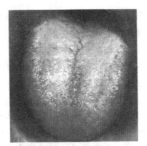

圖一　幼兒正常舌苔　　　　　圖二　盜汗兒厚膩舌苔

4.仙棗湯

河北省保定市第一中醫院兒科主任醫師　張占玲

【配方】：仙鶴草30～50克，紅棗5～10枚。

【用法】：水煎頻飲，每天1劑，7天為一療程。

【功效】：該方主藥仙鶴草能補虛強壯，合甘溫之紅棗補氣養血，使幼兒形體健旺、腠理固密，治療幼兒汗症甚為有效。適合白天稍活動即汗出，睡中亦汗出，常浸濕枕巾，形體偏瘦、食納欠佳的孩子。

仙鶴草就是仙草嗎？

不是的。仙草，又名涼粉草、仙人草，唇形科仙草屬草本植物，因為有消暑功效，被譽為「仙草」，曬乾後可以做成燒仙草（一種消暑甜品）。仙鶴草則是薔薇科龍芽草屬草本植物，功能收斂止血、補虛強壯。

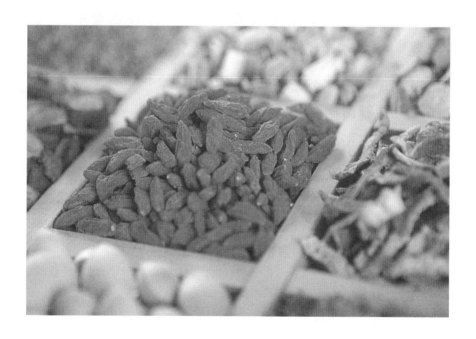

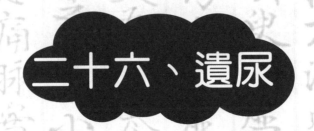

二十六、遺尿

孩子到了兩歲後不需要特殊指導和訓練，約50%的寶寶會控制排尿。五歲以上幼兒如多次發生入睡後無意識尿床，每週二次或二次以上，且在清醒狀態下沒有此現象，便是「原發性遺尿症」。中醫認為遺尿的原因多是腎氣虛弱，使膀胱不能控制排尿。中藥治療外，藥膳和貼臍是最常見的輔助療法。

◎ 美味食療水果：覆盆子

◎ 兒科外治最有效：敷臍方

◎ 僅供醫務讀者參考的單方：文冠果

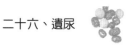
1.玉米心煎 民間方

【配方】：玉米心50克。

【用法】：玉米心加水300CC，煎至100CC，倒入盛器備用。再加兩次水分別煎兩次，最後將煎液混合，分兩次一日服用。

【功效】：健脾、清熱、利濕。

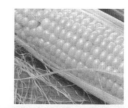

濕熱下注者適用

＊玉米芯煎水止尿床

陝西　王林：八岁的小侄子常遗尿，母亲听人说用玉米芯（玉米棒子里的白仁）煎水喝能治好。具体方法:50克玉米芯加水300毫升煎至100毫升，倒入盛器备用，再加两次水分别煎两次，最后将煎液混合，分两次一日服用，连服一星期后尿床不再。

点评：小儿遗尿又称尿床，发生在三周岁以上的小儿，除了多数因大脑皮质及皮质下中枢功能失调引起，还有少数因尿路感染、脊柱隐裂及蛲虫刺激所致。玉米芯味甘性平，有良好的健脾清热利湿功效，主要用来治疗小便不畅通及水肿，能起到利尿作用，正因为玉米芯有清热利湿的作用，有资料记载它可治疗尿路感染引起的尿急、尿频、尿痛，文中提到八岁小儿尿床，服玉米芯有效，很可能属于因慢性尿路感染引起者，中医称之为「湿热下注」，如果要加强玉米芯治疗尿床的功效，可加入桑螵蛸9克，石菖蒲9克，金樱子9克，覆盆子9克煎汤服用。治疗尿床，还应养成按时小便的习惯，睡前不喝水，避免过度劳累与兴奋。

上海中医药大学　朱大年

驗方故事

我八歲的小侄子常遺尿，母親聽人說用玉米心（玉米棒子裡的白仁）煎水喝能治好。小侄子連服一星期後，真的不再尿床了。　　　　　　　　　　　　（王林）

專家評方

上海中醫藥大學附屬龍華醫院主任醫師、教授　朱大年

幼兒遺尿又稱尿床，發生在三週歲以上的幼兒，除了多數因大腦皮質及皮質下中樞功能失調引起，還有少數因尿路感染、脊柱隱裂及蟯蟲刺激所致。

玉米心味甘性平，有良好的健脾清熱利濕功效，主要用來治療小便不暢通及水腫，能產生利尿作用。此外因能清熱利濕，有資料記載可治療尿路感染引起的尿急、尿頻、尿痛。這位讀者提到八歲幼兒尿床，服玉米心有效，很可能屬於因慢性尿路感染引

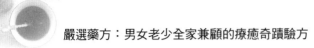
起者，中醫稱之為「濕熱下注」，一般有小便短赤、澀痛，舌苔黃膩等表現。

　　如果要加強玉米心治療尿床的功效，可加入桑螵蛸9克、石菖蒲9克、金櫻子9克、覆盆子9克煎湯服用。

　　治療尿床，還應養成按時小便的習慣，睡前不喝水，避免過度疲勞與興奮。

2.覆盆子湯

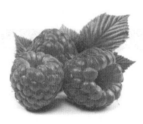

遺尿合劑主藥

復旦大學附屬兒科醫院主任醫師、教授　時毓民

【配方】：覆盆子20克，芡實50克。

【用法】：先將覆盆子加水煮汁，取汁去渣，加入芡實，放糖少許，煮成粥食用。

【功效】：補腎、健脾、收斂，對遺尿患兒有效。

> ### 醫學小常識
>
> 　　覆盆子是一種水果，可入藥，有多種藥物價值。
>
> 　　歸經：肝、腎經。
>
> 　　功效：補肝益腎，固精縮尿，明目。
>
> 　　主治：陽痿早洩，遺精滑精，宮冷不孕，帶下清稀，尿頻遺溺，目昏陰暗，鬚髮早白。

作者經驗

　　西醫治療遺尿症常用鹽酸丙米嗪,停藥後復發率很高。近年應用精氨酸加壓素治療,療效提高,副作用減少,但價格較貴,停藥後遠期療效尚不肯定。食療對遺尿有一定輔助治療作用,中醫辨證治療效果更好。中醫對遺尿症的治療原則是培元補腎、補中益氣為主,療效在80%左右,停藥後效果也較鞏固。為使病兒樂於服藥,研製有口味好、服用方便的遺尿合劑,主藥之一即為覆盆子,另有黨參、沙參、白朮、生地、桑螵蛸等。此方一般每天服2次,3個月為1個療程,至今仍在臨床廣泛使用。

3.韭菜子餅

復旦大學附屬兒科醫院主任醫師、教授　時毓民

【配方】:韭菜子10克,麵粉60克,鹽少許。
【用法】:將韭菜子研成粉,加入麵粉中,加水和少許鹽,和麵成團,烙成小餅當點心食用。

4.豬腰煲

時毓民　醫師

【配方】：益智仁、補骨脂各9克，豬腰1個，酒、鹽少許。

【用法】：將豬腰切開洗淨，放入補骨脂及益智仁，加清水2碗，酒及鹽少許。煮至1碗左右，飲湯吃豬腰。

5.肉桂敷臍

同濟大學附屬同濟醫院主任醫師、教授　陳百先

【配方】：肉桂5克，五倍子30克。

【用法】：研成粉末後用水調勻，晚上睡覺前敷臍，晨起去掉，每日1次，連敷一週。

兒科臍療最有效

臍為神闕穴，是任脈的重要穴位，且與五臟六腑相聯繫。在胚胎發育中，臍部表皮角質層最薄，且腹壁下有豐富的毛細血管網，藥物容易滲透。中藥從臍部滲透吸收，直接進入體循環，並使藥物透過對神闕穴的外力刺激，產生與穴

位按摩所類似的治療反應，療效較好。嬰幼兒肌膚薄嫩，中藥敷貼臍部（神闕穴）效果更好，而且方法簡單無痛，容易得到寶寶的配合。

6.炮附子敷臍

同濟大學附屬同濟醫院主任醫師、教授　陳百先

【配方】：生薑30克，炮附子6克，補骨子12克。

【用法】：生薑搗成泥狀，將炮附子、補骨子共同研成粉末，與前者攪和成膏。將之敷於肚臍上，外用紗布覆蓋，用膠布固定，5日換藥一次，連續2次以上。

7.文冠果 原創方 臨床方

中國醫科大學附屬盛京醫院兒科主任醫師、教授　劉澄宇

【配方】：文冠果種仁。

【用法】：4～8歲的兒童每次服12.5～15克，8歲以上每次服用15～20克，每日2次，7～10日一個療程。

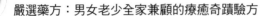

　　文冠果主要治療功能性遺尿症，對一些由器質性疾病所引起的遺尿症沒有療效，因此讀者們應當先弄清楚病因，再著手考慮採取何種方法治療，以免難以獲得預期效果，甚至加重病情。

編輯部的話

　　文冠果在醫學上的用途不多。作者1990年首先在《中國實用兒科雜誌》發表相關論文《文冠果治療小兒遺尿症臨床療效分析》，1991年投稿《大眾醫學》。

　　此後，《中國民族醫藥》等專業刊物刊有其他醫生的運用體會文章。由於後續研究較少，故儘管本方用藥僅一味，我們仍列其為臨床方，僅供醫務讀者參考。

作者經驗

　　1987～1989年，我們用文冠果治療了100名功能性遺尿症的幼兒，男48名，女52名，年齡4～14歲。有的孩子服藥第三天就出現效果。一個療程後有65名兒童被治癒，18名好轉。據患兒的家長反映，孩子接受文冠果治療後，夜間容易被喚醒，有的甚至能自己覺醒起來排尿。文冠果是中國大陸特有的木本油料植物，口服無毒副作用和禁忌證。因此，我們認為可以介紹給大家一試。我們推測文冠果有調節神經功能、提高大腦皮質興奮性的作用。這種推測還有待科學實驗的證實。

文冠果

　　文冠果為無患子科文冠果屬的小型喬木，是一種優良的食用油料樹種。文冠果種子含油率高，不飽和脂肪酸含量高，易被人體消化吸收。我國北方部分地區有將其做成「蜜餞」，兌水飲用的傳統。

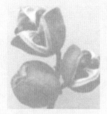

文冠果的果和種子

文冠果治疗小儿遗尿症

中国医科大学附属第二、三医院　刘磨宇

有关《文冠果治疗小儿遗尿症》答读者

　　1. 文冠果主要治疗功能性遗尿症，对一些由器质性疾病引起的遗尿症没有疗效。因此家长们应当先弄清病因，再着手考虑采取何种方法治疗，否则难以获得预期效果。

　　2. 我们临床实验时是用文冠果的原始果仁（不经加工），按患儿不同的年龄给予不同剂量口服的。沈阳市生物动态研究所已申报将文冠果种仁制成片剂及丸剂，获准后即批量生产并投放市场。

刘磨宇

延 伸 閱 讀

孩子「尿床」，什麼時候該就醫？

復旦大學屬兒科醫院腎臟風濕科主任醫師、教授徐虹

　　孩子尿床有很多因素引起，如神經發育不完善，睡眠過深，甚至遺傳問題等。近來研究還發現，很多孩子是由於夜間抗利尿激素分泌不足，使夜間的尿量增多。一般地說，孩子3～4歲開始能獨立控制排尿，如果5～6歲後還經常尿床，如每星期三次以上，或一個晚上兩次以上，就要去看醫生了。醫生會檢查有無引起尿床的潛在性疾病，如糖尿病、腎臟病等。

　　發現孩子經常尿床，做父母的該怎樣處置呢？首先，應該理解孩子尿床是一種疾病。其次，要在醫生的指導下，幫助孩子採取合適的治療方案：❶生活中培養孩子的責任感，讓孩子樹立信心；❷晚餐後不喝富含咖啡因或利尿的飲料；❸睡前要排尿；

④禁用尿布，可在床單上做些局部預防；⑤準備好小尿盆，讓孩子夜間可以隨時方便地起床排尿；⑥用定時鬧鐘夜間叫醒孩子排尿；⑦在醫生指導下應用抗利尿激素類藥物進行治療。

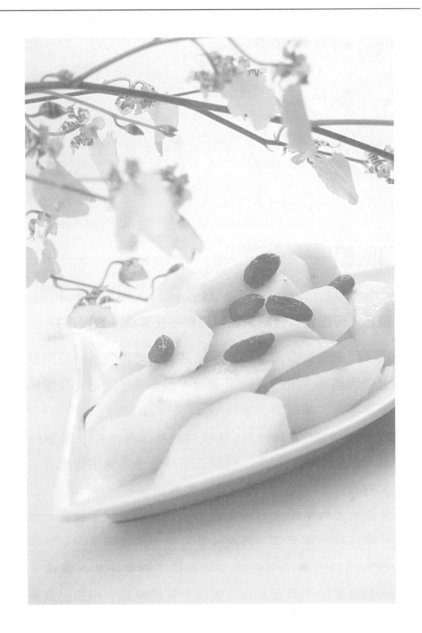

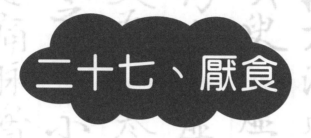

二十七、厭食

　　厭食，是幼兒的一種常見現象，中醫又稱「惡食」，主要表現為較長時間的食欲減退，還可伴有面黃消瘦、精神不振、脘腹不適等。厭食嚴重，可發展為疳證，相當於西醫講的營養不良，若久治不癒，就會影響孩子的生長發育。中醫對厭食和疳證有些辦法，內服、外治各有千秋。

◎「吃七分飽，忍三分饑」
◎「少吃多滋味，多吃無滋味」
◎「欲得幼兒安，常帶三分饑與寒」

1.雞內金粉

成人傷食也適用

上海中醫藥大學附屬龍華醫院主任醫師、教授　朱大年

【配方】：雞內金。

【用法】：雞內金焙乾後研粉後服，一日二次，一次1～2克。服藥期間應忌食油膩、過冷、堅硬不消化的食物。

【功效】：雞內金又名雞肫皮，其味甘性平，含胃激素、胃蛋白酶、澱粉酶及多種維生素，能增強胃液分泌，提高酸度，促進胃運動功能等作用，故有較好的消食開胃作用。

更強功效的用法

取雞內金9克、山楂9克、佛手9克、青皮5克，用水煎服，每日一劑，連服10～15天為一療程。加用山楂，加強消食化積的功效；加佛手、青皮，理氣暢中，可促進胃腸道蠕動。這張驗方也可用於成人傷食後的食欲減退，一般服3～5天即可。

2.健脾開胃方

上海中醫藥大學附屬龍華醫院主任醫師、教授　朱大年

【配方】：黨參、白朮、茯苓、淮山藥、扁豆、佛手各6克，木香、甘草各3克。

【用法】：煎服。

【功效】：適合於厭食已久，有面黃肌瘦、頭髮枯黃、大便不易成形等症狀但舌苔很乾淨的幼兒。

作者經驗

　　我們在辨證運用中醫方法治療厭食症時，格外注意抓住「脾主運化」這一生理特點。所謂健脾助運，實際上包括了健脾開胃與運脾開胃兩種方法。

　　「健脾」與「運脾」雖僅一字之差，但內涵卻不相同。「健脾」有強壯脾胃的作用，以調補為主，常用藥物如黨參、白朮、淮山藥之類，能補脾、益氣、養胃；而「運脾」是以促進脾的運化功能為主，主要在產生推動的作用，所用藥物如蒼朮、神曲、雞內金等，能消除濕濁與積食，使脾的運化功能得以正常發揮。

3.運脾開胃方

上海中醫藥大學附屬龍華醫院主任醫師、教授　朱大年

【配方】：蒼朮、神曲、山楂、雞內金、枳殼、香櫞皮各6克，砂仁（後下）3克，穀麥芽各9克。

【用法】：煎服。

【功效】：適用於發病時間短，伴有口臭、腹脹、舌苔白膩或厚膩的厭食幼兒。

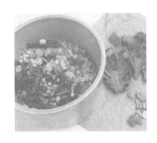

4.虎皮鵪鶉蛋

夏慶波醫師

【配方】：鵪鶉蛋12個，枸杞10克，核桃肉15克，番茄醬等調味品適量。

【用法】：先把核桃肉放入鹽開水中浸泡，再將枸杞加適量清水浸泡後上籠蒸5分鐘。將鵪鶉蛋用小火煮熟，剝去殼撒上太白粉。將鵪鶉蛋和核桃肉放入油鍋，炸成金黃色時把枸杞、番茄醬等放入即可。

【功效】：補益五臟，治疳化積，益氣提神。適用於幼兒疳積、營養不良症、發育遲緩，以及產婦、孕婦和病後體弱、神經衰弱等。

5.茯苓粥

復旦大學附屬兒科醫院主任醫師、教授　時毓民

【配方】：茯苓30克，芋芳15克，白米60克，紅棗15克。

【用法】：共煮粥，加白糖適量，日服2次。

【功效】：對厭食伴腹瀉的幼兒有效。

6.蕪荑豬肝

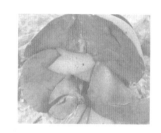

上海市中醫醫院主任醫師、教授　孟仲法

【配方】：蕪荑3克，豬肝一付。

【用法】：蕪荑塞入豬肝內，燉煮後食豬肝。

【功效】：有消疳之功，適用於嗜異物者。

其他療法

　　針刺四縫穴，或針刺足三里、內關、中脘等穴；維生素B₁₂ 0.1～0.5毫克注入足三里、脾俞穴等外治法，對厭食和疳證也有很好療效。這些應由中醫師安排治療。

7.敷腎俞方

貴州省遵義市中醫院　呂昌群醫師

【配方】：益智仁、吳茱萸、杜仲、艾葉各10克，冰片5克，共研細末。另製約8公分×8公分的布袋，將藥末裝入布袋中。

【用法】：藥袋噴灑白酒少許後敷腎俞部位（腰部第2腰椎棘突下旁開1.5寸），與敷臍同時進行。

【功效】：適用於有腹瀉、嘔吐、厭食、腹脹等消化功能紊亂的患兒。

【方解】：幼兒消化功能紊亂大多是因脾胃功能失調，導致出現整體陰陽平衡失調。而腎中精氣對幼兒生長發育有著重要作用，故以中藥敷腎俞穴，可促進腎中的精氣振奮，元氣充足，生生不息有如湧泉，與肚腹部的神闕穴前後呼應，共同調節幼兒全身的陰陽平衡，進而防治消化功能紊亂。

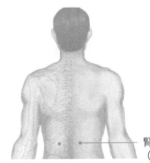

腎俞
（雙側）

腎俞圖

8.敷臍方

貴州省遵義市中醫院　呂昌群醫師

【配方】：炒神曲、炒麥芽、炒雞內金、炒山楂10克，共研成細末，加澱粉1～3克，用開水調成糊狀，紗布包裹。

【用法】：敷神闕穴（肚臍部）：於臨睡前敷於患兒神闕穴，再以繃帶固定，次晨取下。每日1次，5次為一個療程。不癒者，間隔1週，再行第2個療程。

【功效】：適用於有厭食、腹脹等消化功能紊亂的患兒。

加減方

兼有乳食積滯不化而致大便稀溏者，加蒼朮、訶子各10克，兼有噁心、嘔吐者，加法半夏、藿香各6克。

9.黑豆粥

復旦大學附屬兒科醫院主任醫師、教授　時毓民

【配方】：黑大豆15克，蓮子15克，紅豆15克，紅棗10枚，山藥10克。

【用法】：煮爛，加糖少許，每天分2次服用。

【功效】：可治厭食致貧血、夜間睡眠不安。

作者經驗

中醫認為厭食症主要緣於脾虛、氣血不足。脾與消化密切相關，治療厭食症常用健脾益氣的法則，這兩張食療法均是最常用的。此外，厭食伴佝僂病的幼兒應多吃魚肉、雞肉、牛奶等，因上述食品含鈣、磷及維生素D較高，可以促進鈣磷平衡及消化吸收。用枸杞10克、雞肝2個、蓮肉10克、白米30克，共煮粥，加糖少許，讓患兒經常食用，頗有益處。

10.山楂蘿蔔湯

上海中醫藥大學附屬龍華醫院主任醫師、教授　王憶勤

【配方】：山楂、麥門冬各30克，蘿蔔250克，共煎湯，加適量白糖調味。

【用法】：飲湯食蘿蔔。

【功效】：開胃消食、化積異滯，適用於食積腹脹。

作者經驗

中醫怎樣調理疳證

　　我的女兒今年2歲，一年以前開始不好好吃飯，面黃肌瘦，腹脹，大便酸臭，去好幾個醫院都說營養不良，中醫說是疳證。我們想請教中醫師，能不能用些中藥調理。

（劉浩）

　　從來信描述的情況看，孩子可能得的是疳證。疳證是中醫兒科四大證之一，相當於西醫講的營養不良，即一種慢性營養障礙性疾病。疳證多見於嬰幼兒，常因飲食不當引起發病，若久治不癒，可影響孩子的生長發育。中醫對疳證有些辦法。首先應當考慮調整飲食。輕症者在醫生指導下調整餵養上的問題，重症者要更換飲食，給予減齡飲食，如幼兒吃嬰兒的飲食，待消化系統的情況好轉後，逐漸增加熱量和蛋白質，再過渡到同齡飲食。同時，酌情選用中藥和藥膳。

延伸閱讀

欲得小兒安 常帶三分饑與寒

上海中醫藥大學教授、上海市名中醫　王慶其

如何正確地養育兒童，對父母來説是一個頗為關心的話題。

清代醫家石芾南提出的「常帶三分饑與寒」的育兒要訣，可供借鑑。

中醫認為，幼兒為稚陰稚陽之體。陽氣未充，肌膚疏薄，易為風寒暑濕所侵而多外感疾病；陰氣未實，臟腑嬌嫩，易為飲食所傷，而多胃腸疾病，繼而影響營養攝入導致生長發育不良。故養育幼兒當以適寒溫、調飲食為首務。

石氏所説的「饑」，是指節制飲食，合理地安排飲食，而非饑餓之義，故約定在「三分」之內。「民以食為天」，對兒童來説，從飲食中攝取的營養是生長發育的根本。與成人相比，兒童的營養需要相對較高，但兒童的實際消化能力、胃的容納量比成人差得多。因此，應該採用少食多餐的方法來適應這一生理狀態，或在餐間給予定時的適量小吃。小吃的內容應該以不影響主食胃口，有養分而又能調節補充為標準。中醫認為，飲食應「謹和五味」，即食譜宜廣，葷素搭配，因此

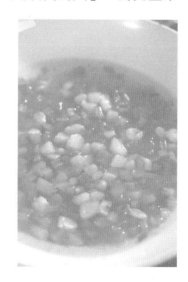

要從小培養小孩不挑食、不偏食的好習慣。

　　石氏所說「帶三分寒」，是指兒童穿衣應寒溫適度，不可過暖，過熱汗出，日久肌膚疏薄，易於受涼，就像溫室裡的花朵經不起風雨霜寒。日常應注意以下幾點。

　　首先，穿衣應隨季節變換而加減。古人有「春捂秋凍」之說，春寒料峭，不可馬上減衣，否則易被風寒所中；秋天氣候轉涼，應逐步加衣，帶三分寒意，這樣可以耐得冬寒。其總的原則是要「肚暖、頭涼」。其次，凡大汗時不可馬上脫衣。兒童貪玩，常常滿頭大汗，汗孔開張時突然減衣，極易傷於風寒。但出汗後及時換衣也十分必要，否則汗濕留著，既不衛生也易致病。另外，不宜穿緊身衣服。正在成長中的兒童長期穿緊身衣褲會引起發育不良、血管神經受壓迫、胃腸功能減退、陰部炎症等疾病。其他如不和衣而臥、臥起不馬上外出等也是避免風寒侵襲的關鍵。

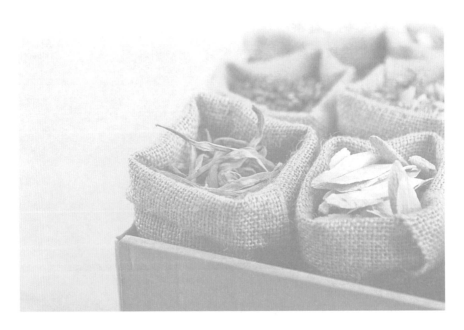

二十八、痄腮
（腮腺炎）

　　痄腮，現代醫學稱「流行性腮腺炎」，是由腮腺炎病毒經呼吸道感染導致，是兒童常見的流行性傳染病，春季多見但全年均可發病。中醫認為主要是由濕熱疫毒侵襲所致，治療以清熱解毒為主。

◎ 信手拈來的土方土物：鍋底灰、田螺肉、蚯蚓

◎ 警惕四種常見併發症：腦膜炎、胰腺炎、睪丸炎、腎炎

1.百草霜糊

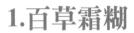

湖北咸寧市麻塘風濕病醫院　張仕玉醫師

【配方】：百草霜（鍋底灰）。

【用法】：取鍋底灰20～30克於碗中，稍加研細，打入土雞蛋1個，加白糖適量，用筷子抽打成糊狀，再倒入沸水沖調成黑色的雞蛋糊，候溫，頓服，每天2～3次。

【功效】：清熱瀉火、解毒涼血散結之功，適用於急性扁桃腺炎早期未化膿時。

作者經驗

　　鍋底灰是傳統的民間中藥，即農家用柴草燒火做飯的鍋底的焦炭。人們嫌其名字不雅，賜其美名「百草霜」。百草霜辛溫，無毒，入肝、肺、胃經，止上下諸血，治婦人崩中帶下、胎前產後諸病，及黃疸、瘧痢、噎嗝、咽喉口舌諸瘡。

　　用百草霜治急性扁桃腺炎，簡便易行，值得向農村讀者推薦。此法應注意：鍋底灰要過夜去火毒後才用，如不加雞蛋和白糖，效果明顯下降且難以下嚥。

2.陳醋大蒜泥貼敷法

遼寧中醫藥大學龍江醫院針灸兼神經內科主任、教授　楊元德

【配方】：陳醋適量，大蒜1個。

【用法】：把醋及大蒜放在容器內，將大蒜搗成泥狀後敷於患處。每次現搗現敷，一日敷2～4次，直至腫處消褪。

【功效】：消腫止痛。

3.仙人掌貼敷法

楊元德

【配方】：鮮仙人掌適量。

【用法】：仙人掌刮去毛刺，切成小塊，用白布包好，搗成茸狀，貼敷腮腺腫脹處，用消毒紗布包紮。早晚更換。

【功效】：解毒消腫，一般敷2～3天後即可消腫。

4.田螺磨醋漿

上海中醫藥大學附屬龍華醫院主任醫師、教授　朱大年

【配方】：田螺3個，米醋適量。

【用法】：田螺打碎，棄殼，取肉，洗淨，與米醋共研磨至稀糊狀。塗布患處，乾則再塗，每日3～5次，直至腫消。

【功效】：田螺性寒，具有清熱利水、消暑解渴、滋陰養肝等功能，外用有消炎解毒消腫之效。米醋性溫，有散瘀止血之功，外用也能解毒斂瘡、軟堅消腫。二味相配消炎解毒、軟堅消腫之力相得益彰，故能除各種瘡毒腫痛。

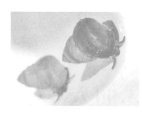

作者經驗

　　本方對流行性腮腺炎有良效，一般輕型、中型3～5天即可消除；重型熱毒太盛者以同時加服清熱解毒方（玄參15克，桔梗5克，連翹10克，牛蒡子10克，大青葉15克，生甘草6克）為妥。無田螺時可用螺螄代替。

5.地龍泥

浙江省臨海市中醫院　楊海燕醫師

【配方】：活地龍（蚯蚓）3條，白糖適量。

【用法】：活地龍與白糖共搗爛，塗敷患處，每天3次。或將活地龍浸在白糖液中，將浸出液塗於患處，每天3次。

【功效】：清熱、通絡、散腫。

作者經驗

　　流行性腮腺炎是一種腮腺炎病毒引起的急性呼吸道傳染病，中醫認為主要是由濕熱疫毒侵襲，壅遏少陽經脈所致，以發熱、耳下肋部腫脹、疼痛為主要表現。筆者以蚯蚓（地龍）外敷為主，配以內服清熱解毒的中藥治療，效果頗佳。本方地龍功在清熱通絡散腫，從臨床觀察發現，具有解熱、鎮痛、促纖溶、抑制血小板聚集作用。該方法簡單、療效確切，無毒副作用，有很好推廣應用的價值。

延伸閱讀

小小「痄腮」也藏危險

華中科技大學同濟醫院主任醫師　羅小平

　　痄腮（流行性腮腺炎）本身並非重症，腮腫多在一兩週內消退；但需知此病實際上是全身性感染，病毒經常累及中樞神經系

統或全身其他腺組織，而產生相應的併發症狀，部分患兒病情較重，應予警惕。

臨床故事1

9歲的小明雙側腮幫子腫痛有一週了，爸爸媽媽認為小明是「痄腮」，讓他待在家裡好好休息。可是小明逐漸出現劇烈頭痛伴頻繁嘔吐，而且突然抽搐一次。爸爸媽媽急忙把小明送到醫院。醫生一看，說小明不僅僅是流行性腮腺炎，現在還合併了腦膜炎，需要立即住院治療。

流行性腮腺炎合併腦膜炎的發病率為0.3%～8.2%，是最常見的併發症，尤多見於兒童患者，男孩多於女孩。腦膜炎症狀可早在腮腺腫脹前、腫脹同時以及腫脹後出現，一般多在腫脹後1週內出現。預後多良好，極少數出現耳聾（1/15000）。個別腦炎病例也可導致死亡。

臨床故事2

3歲的瑩瑩不想吃東西有3天了，一向活潑的她變得不愛說話，爸爸媽媽特意帶瑩瑩去吃了一頓麥當勞。可是當天晚上，瑩瑩突然出現發熱伴肚子痛，並且不停嘔吐，嚇得爸爸媽媽趕緊把瑩瑩送到醫院。醫生對瑩瑩進行了體檢和化驗，同時做了腹部超音波，診斷瑩瑩得的是痄腮合併急性胰腺炎，需要立即禁食並住院治療。

痄腮合併胰腺炎見於約5%的成人患者，兒童中少見，但近年有增多的趨勢，發病率僅次於腦膜炎。常發生於腮腺腫脹後3~5天至1週，以中上腹劇痛和觸痛為主要症狀，伴嘔吐、發熱、腹脹、腹瀉或便祕等。高糖高脂類飲食會加重

上述症狀，但胰腺炎症狀多在一週內消失，預後較好。

臨床故事3

小峰今年16歲，上週得了流行性腮腺炎，在家休息了一週，腮幫子也不再腫痛了。但這天早上突然出現下腹疼痛，左側陰囊紅腫、脹痛伴劇烈觸痛。醫生診斷小峰得的是痄腮合併睪丸炎。

痄腮合併睪丸炎發病率佔男性成人患者的14％～35％，一般13～14歲以後發病率明顯增高。常發生在腮腺腫大1週後開始消退時，突發高熱、寒戰、睪丸腫脹、伴劇烈觸痛，症狀輕重不一，一般約10天消退。陰囊皮膚水腫顯著，鞘膜腔內可有黃色積液。病變大多侵犯一側，1/3～1/2的病例發生不同程度的睪丸萎縮。由於病變常為單側，即使雙側也僅部分曲精管受累，故很少導致不育。

臨床故事4

8歲的玲玲10天前因為左側腮部腫痛伴發熱到醫院看病，醫生說玲玲得的是痄腮，要吃抗病毒的藥並在家隔離休息。現在腮幫子完全不腫痛了，也不發熱了，但玲玲媽突然發現孩子小便帶血，尿量變少，眼瞼和雙腿明顯水腫，同時玲玲還說腰部脹痛。醫生診斷玲玲得的是痄腮合併急性腎炎，需立即住院治療。

痄腮合併腎炎發病率不高，約1.14％。多表現為血尿、蛋白尿和浮腫，個別嚴重者發生急性腎功能衰竭。雖然發病急，但只要治療及時，大多數預後良好。

　　痄腮除上述4種常見併發症外，還可合併卵巢炎、心肌炎和肝炎等。上述併發症可不伴有腮腺腫大而單獨出現，比腮腺炎本身具有更大的危險性。因此，只有就醫後確認沒有併發症時，孩子才可在家休養。同時，家長需注意以下幾點。

　　（1）隔離患兒至腮腺完全消腫為止，一般腮腺腫脹前7天至腫脹出現後9天均有傳染性。

　　（2）適當臥床休息以減少體力消耗。

　　（3）合理飲食。痄腮患兒常因張嘴和咀嚼食物而使疼痛加劇，故應給患兒吃富有營養易消化的流食或軟食，不要給患兒吃酸、辣、甜味過濃及乾硬食物，因為這些食物易刺激腮腺使腮腺分泌增加，刺激已紅腫的腮腺管口，使疼痛加劇。要多給患兒喝水，有利於退熱及毒素的排出。若併發胰腺炎需立即禁食。

　　（4）注意口腔衛生，飯後及睡覺前後用淡鹽水漱口或刷牙，防止繼發細菌感染。同時嚴密觀察患兒病情變化，一旦出現併發症則需住院治療。

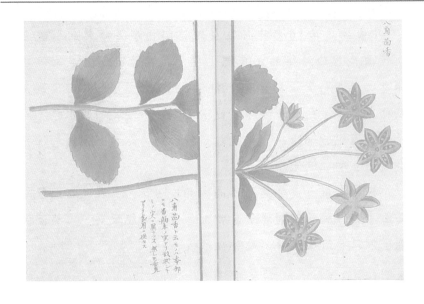

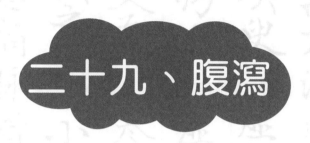

二十九、腹瀉

嬰幼兒腹瀉是兒科最常見的疾病之一，一年四季皆可發病，夏秋多發，特別是秋季腹瀉脾虛型者多見，是影響患兒生長發育的重要原因，病重者可引起重度脫水或嚴重電解質紊亂而危及生命；病程長者因長期攝入不足而引起營養不良導致生長發育遲緩。

◎ 《醫學衷中參西錄》薯蕷苤苢粥現代版：山藥前仁散
◎ 廣西名醫玉振熹原創方：玉氏五花飲
◎ 有市售成藥的民間驗方：吳茱萸敷臍

1.淮山藥粉

上海中醫藥大學附屬龍華醫院主任醫師、教授　朱大年

【配方】：淮山藥粉。

【用法】：將一湯匙淮山藥粉倒入小鍋，用溫水調成糊狀，加入少許葡萄糖粉，然後加熱，火力不要太旺。調得像蛋糕那樣，慢慢餵服，早晚各一次。

【功效】：一般服用1～2天，泄瀉就可以停止。此法對脾胃虛弱的幼兒，出現面黃消瘦、胃口不好、大便稀糊不成形，連續服用1～1.5個月，也很有效。

作者經驗

嬰幼兒泄瀉是常見的消化道疾病，一年四季均可發生，但夏秋兩季更為多見。中醫認為嬰幼兒脾胃功能薄弱，消化能力不強，屬「脾常不足」之體，如果不注意飲食調節，或飲食不清潔，極易引起泄瀉。淮山藥的藥性甘平，沒有藥味，是一味健脾止瀉良藥，服用單味淮山藥粉，不僅可治療因飲食失調引起的泄瀉，有研究證實對感染輪狀病毒引起的嬰幼兒秋季腹瀉，也有一定療效。

2.清熱止瀉湯

復旦大學附屬兒科醫院主任醫師、教授　時毓民

【配方】：葛根9克，黃芩9克，黃連3克，肉果6克。

【用法】：煎湯服用，每日一次。

【功效】：清熱利濕，可治療舌質紅、咽赤、發熱、大便有黏液的濕熱型腹瀉。

什麼是肉果

　　肉果的中藥處方名是肉豆蔻，為常綠喬木肉蔻的乾燥種仁，是常用的收澀、行氣藥。

3.山藥前仁散

江西省峽江縣人民醫院兒科　邊發根

【配方】：山藥、車前子。以10：1的比例調配。

【製法】：先將山藥研成粗末，再加入車前子同研至細末。

【用法】：6月以下每次10克，6月～1歲每次15克，1歲以上每次

清代名方改良

20～30克。將每次用量置杯中，加入冷水適量調勻，以大火煮開，用湯匙調攪成糊粥狀，成粥後可加入少許白糖以便幼兒服食。根據症狀輕重，每天服2～3次。

特別提醒

為不使小便過利，車前子需炒熟用；患兒脫水嚴重者，需配合液體療法以糾正水、電解質紊亂。

作者經驗

山藥前仁散源自張錫純《醫學衷中參西錄》薯蕷苤苣粥，藥僅山藥、車前子2味，專治陰虛腎燥，小便不利，大便滑泄者。筆者將其命名為山藥前仁散。

本方中山藥健脾止泄力強，其味甘，無毒副作用，更常為大眾平時佐餐之物。現代藥理研究證實，山藥具有誘導產生干擾素、增強人體免疫功能的作用，可加強機體抗病能力和修復能力，能迅速修復受損的腸道黏膜；車前子能利小便，又能助山藥以止大便，即「利小便而實大便也」。現代藥理研究表實，車前子有顯著的促進鈉鉀排泄，反射性地引起腸壁對鈉水的吸收而達到止瀉的目的。

薯蕷粥能治幼兒腹瀉

嬰幼兒單純性腹瀉屬於消化不良，腹軟無痛者，服薯蕷粥有效。

製法：取薯蕷（即生山藥）去皮曬乾，研磨成粉末，加水煮沸成粥後，調入適量白糖，即成香甜可口的薯蕷粥。

服法：一歲以內幼兒，每天取薯蕷10克左右，分2～3次煮成粥，每次餵1～2匙，一歲以上幼兒，酌情增加分量，一般服用一天即可見效，但需連服三天以鞏固療效。

對於慢性消化不良、腹脹拒按者不宜服用，對於急性傷食或兼有膿血便者，禁用薯蕷粥，應立刻就醫治療。

1983年《大眾醫學》發表的同類文章

4.吳茱萸敷臍

華中科技大學同濟醫學院附屬同濟醫院主任藥師、教授　杜光

【配方】：吳茱萸、肉桂、廣木香、公丁香、地榆各5克。

【用法】：研粉敷於臍上，蓋上紗布，2天後換藥，2～4次為一療程。

【功效】：溫中散寒、行氣止痛，可以改善和促進腸道的血液循環，提高局部的免疫修復和防禦能力，促進腸道有益菌的生長、促進消化吸收功能的恢復。可治嬰幼兒腹瀉。

5.冰硼散塞肛

軍事醫學科學院情報　朱鴿昀

【配方】：冰硼散（中成藥，由冰片、硼砂、朱砂、玄明粉四味藥組成）。

【用法】：將藥棉做成綠豆大小的棉球，用溫水沾濕，再沾上冰硼散，然後用筷子將藥球送入肛門1～2公分處（視患兒年齡大小決定深淺）。每次排便後

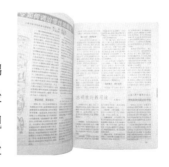

即重複用一次，直至痊癒。

【功效】：冰硼散有清熱消腫、涼血解毒、斂瘡生肌之功效。本驗方適用於秋季腹瀉患兒，可保護肛門黏膜，緩解裡急後重症狀。

6.玉氏五花飲

廣　西　名　醫　原　創

廣西中醫藥大學　趙朝庭醫師

【配方】：金銀花、扁豆花、雞蛋花、木棉花、厚樸花各8克，葛根12克，枳殼3克。

【服法】：每天1劑，水煎服。

【功效】：可清熱滲濕、醒脾升陽、止瀉。

作者經驗

　　本方原創者為廣西名中醫、廣西中醫學院教授玉振熹，適用於腹瀉伴輕、中度脫水者。筆者運用體會，輕、中症患兒只需頻頻服中藥即可。如有肛門紅腫疼痛，可用花生油、茶油塗擦肛周。如有重度脫水並伴有酸鹼平衡紊亂、神志異常等危候者，則應去醫院診治。

7.丁桂散

華中科技大學同濟醫學院教授　杜光

【配方】：丁香1份，肉桂2份。

【製法】：共研細末。

【用法】：每次3克，用米醋調成糊狀，置於臍部，用紗布包裹，膠布固定。每晚1次。

【功效】：提高免疫力、減少腹瀉。適用於嬰幼兒慢性腹瀉。

8.散寒止瀉湯

復旦大學附屬兒科醫院主任醫師、教授　時毓民

【配方】：藿香9克，茯苓9克，紫蘇9克，陳皮3克。

【配方】：煎湯口服，每日一次。

【功效】：疏風散寒，可用於大便清稀的風寒型腹瀉。

幼兒秋季腹瀉家庭治療三項注意

時毓民　醫師

20世紀70年代，醫學家在腹瀉患兒的糞便中發現了一種特殊的形似車輪的病毒，並命名為輪狀病毒，從而解開了長期以來部分不明原因的腹瀉之謎。

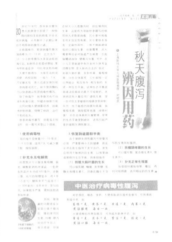

在中國南方，輪狀病毒性腹瀉發病高峰為10～12月，北方為9～11月，幼兒秋季腹瀉大多是由輪狀病毒引起。本病特點是潛伏期短，常伴有呼吸道症狀，同時有發熱和嘔吐，大便次數增加，為蛋花湯樣或水樣便，病程較短，一般5～7天；也可呈爆發性，患兒迅速發展到脫水、衰竭甚或死亡。如今使用酶標法可以快速確診輪狀病毒性腹瀉。秋季病毒性腹瀉，無特殊治療，一般是對症、補水及電解質處理。家庭護理時要注意三點。

一、適當補液：

輕度脫水可自製糖鹽水：將4平勺（小茶勺）糖和半平勺鹽溶於1升（1000CC）涼開水中，混勻後飲用。如果脫水嚴重，需到醫院進行靜脈補液。

二、不擅自使用抗生素：

導致秋季腹瀉的病原體大多數是病毒，抗生素對病毒無效，且對幼兒有一定副作用。一些不被腸道吸收的口服抗生素，如新黴素、慶大黴素等還會對腸道產生刺激，引起腸蠕動加快，使腹瀉加重。

三、腹瀉不止應及早就醫：

　　濫用抗生素治療秋季腹瀉，可導致菌群失調性腹瀉，使腹瀉不止難癒。除了病毒外，秋季腹瀉也可由細菌和真菌引起。此時，家庭治療無效，應及早就醫，做大便培養，明確病因，對症治療。

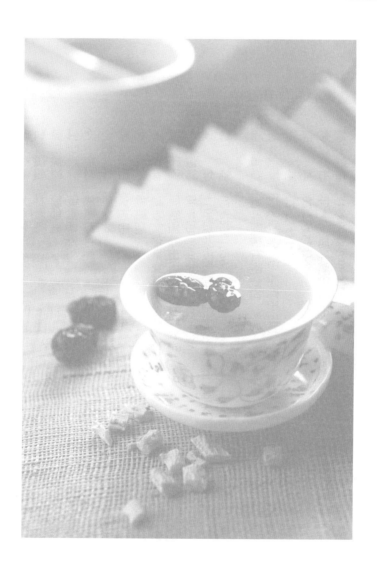

國家圖書館出版品預行編目資料

嚴選藥方：男女老少全家兼顧的療癒奇蹟驗方 /
大眾醫學編輯部編. -- 初版. -- 新北市：華志
文化，2014.05
　　面；　公分. --（健康養生小百科；24）

ISBN 978-986-5936-76-1（平裝）

1. 驗方　2. 食療

414.65　　　　　　　　　　　　　103005276

華志文化事業有限公司

系列／健康養生小百科 024

書名／嚴選藥方：男女老少全家兼顧的療癒奇蹟驗方

編　　　者　大眾醫學編輯部

執行編輯　林雅婷

美術編輯　簡郁庭

封面設計　黃雲華

文字校對　陳麗鳳

企劃執行　康敏才

總　編　輯　黃志中

社　　　長　楊凱翔

出　版　者　華志文化事業有限公司

排版印刷　辰皓國際出版製作有限公司

電子信箱　huachihbook@yahoo.com.tw

地　　　址　116台北市興隆路四段九十六巷三弄六號四樓

電　　　話　02-22341779

總　經　銷　旭昇圖書有限公司

地　　　址　235新北市中和區中山路二段三五二號二樓

電　　　話　02-22451480

傳　　　真　02-22451479

郵政劃撥　戶名：旭昇圖書有限公司（帳號：12935041）

電子信箱　s1686688@ms31.hinet.net

出版日期　西元二〇一四年五月初版第一刷

售　　　價　二八〇元

版權所有　禁止翻印

本書由上海科學技術出版社獨家授權台灣華志出版

Printed in Taiwan

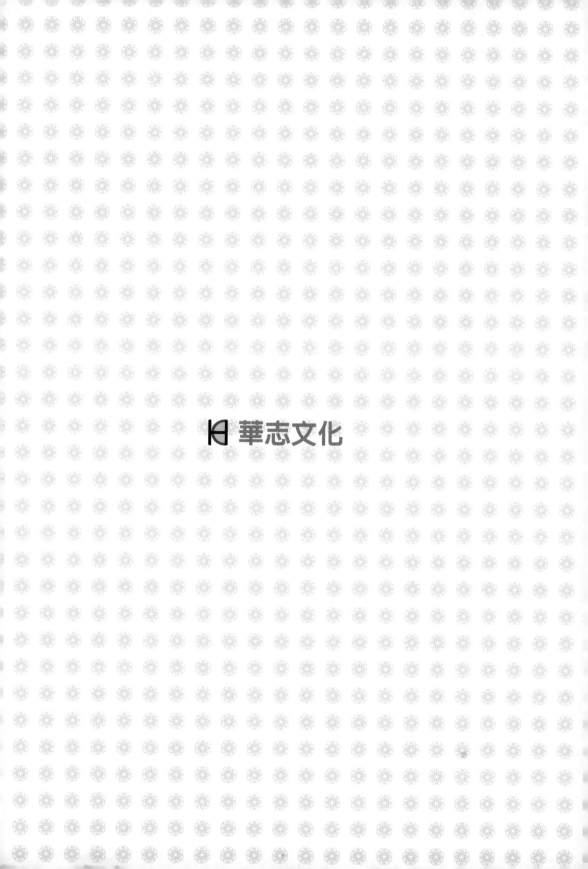
華志文化

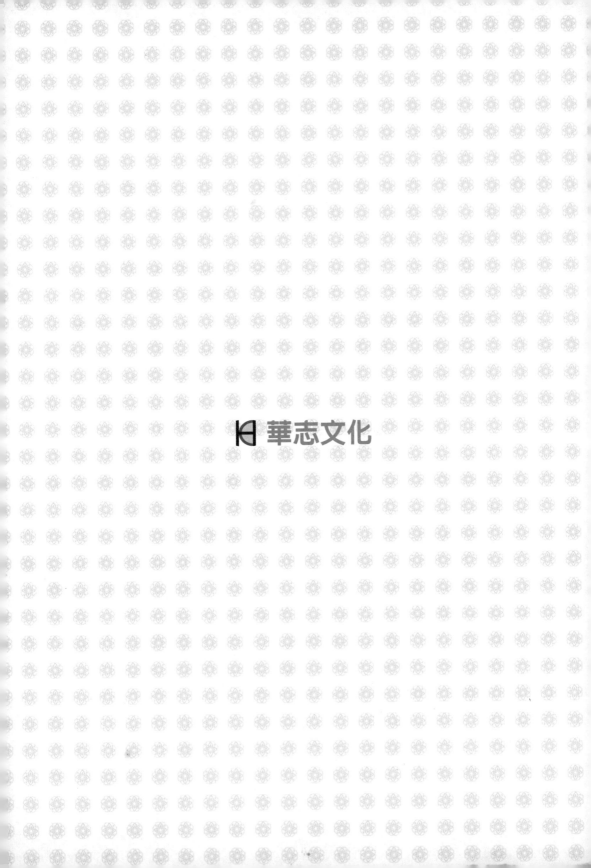